じつは体に悪い 19の食習慣

［改訂版］

南 清貴

ワニブックス
|PLUS|新書

はじめに

この本を上梓したのは2010年のことです。その後、日本は大きく変わりました。そのひとつのきっかけとなったのは、2011年3月に起きた東日本大震災でした。伴って起きた福島原発事故は多くの人の運命を変え、様々な災厄を残し、いまだに解決の糸口さえ見えていません。当時の民主党政権は崩壊し、相変わらず官僚主導のまま様々な政策が実行され、私たちの生活は危機に瀕しています。

当時私は「はじめに」で、トランス脂肪酸の規制がいよいよ日本でも始まることになると書きましたが、結局それも既得権益を守るために、反故にされました。トランス脂肪酸の問題は本来、厚生労働省が扱うべき事柄です。実際に海外では日本の厚生労働省にあたる省庁がこの問題を管轄していますが、日本においては消費者庁がその役目を担っています。日本ではトランス脂肪酸の問題は、国民の健康に関わることではなく、消費に関わることになっているのです。2018年からは、アメリカでも、トランス脂肪酸に関する規制が全米で実施されることが決定しています。全面規制しないまでも、含有量の表示義務などを課したり、メーカーに自主的な低減措置を求める国が多い中で、トランス脂肪酸に関してまったく野放し状態なのは先進国では日本くらいのものです。

こうした状況は、出版当時とさしたる変化はないとはいえ、消費者の意識は随分と変わってきたように思います。そこにこの本も、わずかながらでも貢献しているかもしれません。であるとしたら、著者としてもうれしく思います。少しずつであっても、私たちの食生活が良い方向に向かってほしいと願うばかりです。

この度、新たに改訂版を上梓するにあたり、データを最新版に書き換えると同時に、現時点で重要と思える項目を加えました。しかし、骨子はいささかなりとも変わってはおりません。私たち日本人が戦後70年以上にわたって続けてきた食習慣に誤りはなかったのか、現代日本の食事はほんとうに健康的で満足できるものなのか、今の私たちの食習慣は自信をもって次の世代に受け継いでいけるものなのか、そのことを問い直すのが本書の目的です。

動物性たんぱく質の摂取量が飛躍的に伸び、伴って動物性脂肪も、また植物性脂肪も摂取量が増加し、小麦の消費量が米の消費量を上回り、野菜の摂取量は激減している、というのが日本の食の現状です。欧米化というよりは、アメリカ化したといったほうがいいような、食事のスタイル、フォームは当の日本人がほんとうに望んだことだったのでしょうか。多大な収益を得るために誰かが巨大な罠を仕掛けたと、私は疑っています。その罠は、あまりにも巨大なため誰にも罠だとは思われない。その罠におびき寄せるためのエサもちゃんとまかれています。「日本人はたんぱく質が足りない」「米を食べるとバカになる、太る」「牛乳は完全栄養食品だからたくさん飲むべし」——。メディアを活用して、あたかも正当性があるかのような言説を振りかざして人々を洗脳してきた。日本人は、まんまとそれに引っ掛かったわけです。

本来食べないはずのトウモロコシや大豆が中心のエサで育てられた牛や豚が決まって病気になるように、それまで食べてこなかった食べものを主体とした食生活をし続ければ、人間も病気になります。肉を生産するその背後には、飼料として使われるトウモロコシや、大豆などを大量に輸入しているという現実があります。そこには多大な利益も生じています。同じように、揚げ物などで大量に消費される植物油の原材料もまたトウモロコシや、大豆です。そして、そのほとんどすべてが遺伝子組み換え作物です。輸入総額3000億円を超えるというトウモロコシの96%以上はアメリカから輸入されています。総額1500億円といわれる大豆の77%も、同じく1500億円の小麦も54%がアメリカからの輸入。このことから目を背けてはいけません。私たちの食生活のシステムは、食料生産のシステムと深く結びついているのです。食は、最も重要な自分への、また家族への投資です。その投資が、わけのわからないものに支えられているのであれば、意味を成しません。食は、今日の、明日の、明後日の、いや1カ月後の、1年後の、10年後の、いやいや百年後、千年後の自分と、連なる子孫たちをつくり上げる礎《いしずえ》であるべきです。

「なんだかんだ言っても日本人の平均寿命は伸びているんだからいいじゃないか」という意見がありますが、平均寿命が伸びている最大の要因は、乳幼児死亡率の低下です。加えて、事の是非はともかくとして、世界一といわれる延命治療のおかげです。日本は寝たきり老人の数がダントツ世界一なのです。そしてさらに、年金不正受給を目的とした、親などの死亡届を提出しないという不正行為もあり、100歳を超える長寿高齢者の中には、生存・所在が確認できないケースも数多くあるといわれています。要するに、平均寿命が伸びているのだから万々歳、とはいえないということです。

これほどの短期間に、これほどまで大きく食事内容を変えてしまった国も民族も皆無です。その結果がどのようなことになるのか。もうすでに、その結果が出始めているのではないでしょうか。国民の5人に1人が糖尿病またはその予備軍であるという事実。国民の2人に1人はガンになり、3人に1人はガンで命を落とすという事実。1996年には43・3万人であったうつ病の患者数が、2014年には111・6万人と驚くほど増加している事実。挙げればきりがないほどのこのような事実と、食が密接に関連していることは多くの人の知るところでもあります。

まずは本書をお読みいただき、書かれている19の食習慣について、ご自身の食生活と照らし合わせて確認していただきたいと思います。そしてご自身と、ご家族が選択すべき食のあり方を考えていただきたいと思います。方向を定めずに闇雲に進むことほど危険なことはありません。この本が、読者の皆様の食の指針となり、基盤となることを願っています。

南　清貴

目次

1

「お腹が空いていなくても規則正しく3食食べる」

体は朝食を必要としていない

小・中学生や若年層の朝食欠食率の増加が、社会問題とされています。「朝食を食べる子どもは成績がよい」「朝食を食べないと仕事の能率が上がらない」「朝食を食べないと、脳のエネルギーが不足する」「朝食を食べないと、生活のリズムが乱れる」……、さまざまな理由を並べて、国を挙げて朝食を食べることを奨励しています。みなさんも「朝食は必ず食べなければいけないもの」と思い込んで、毎朝、食べたくもない食事を無理やり口に押し込んでいませんか?

家族でゆっくり食卓を囲み話をすることが悪いというのではありません。「食べなければいけないもの」という強迫観念にかられて食べている朝食が、活力を奪い、体に大きな負担をかけているのです。

朝食が大切だという事実は、さまざまな科学的データで証明されているじゃないかと反論されるでしょう。ところが、人間の自然の体内リズムに従えば、朝食はしっかり食べないほうが、体調が整い、能率も集中力も上がり、生産性の高い1日を過ごすことができるのです。

私の朝食は、基本的に新鮮な果物だけです。

起きぬけに、まず白湯《さゆ》を飲みます。白湯を飲みながら身支度をし、その後、「その場歩き」や「ゆっくりスクワット」などの軽い運動をします。そして、体がウォームアップしたところで、果物をいただきます。朝起きてすぐに消化器官は動きませんから、軽い運動などをして徐々に目覚めさせていくのです。

１回に食べる果物の量は、１サービング、だいたい両手にのる程度の量です。食べる果物は季節によって変わりますが、たとえば春先なら、りんご１個とデコポンなどの柑橘類を半分、または、りんご半分と柑橘類を１個。これが私の毎日の朝ごはんです。それだけで、お昼ごはんまでもちますか？　仕事のやる気が出ないのでは？　と思われるかもしれませんが、これだけで十分満ち足り、仕事の能率も上がります。

たまに、お腹が空いていて果物だけでは物足りないと感じるときは、自分の体の調子に合わせて、たとえばはちみつが欲しいと思ったら、スプーン１杯なめることもあるし、バゲットなどの甘くないパンやトーストを食べるときもあります。

前日の夜までの食事で必要な栄養分が足りなければ、体のほうから要求してくるわけです。したがって、朝はコレとコレを食べなければいけません、と決められているからといって、自分が食べたくないものを食べるのは、体にダメージを与える最も愚かな行為だと、私は思います。

ご飯と味噌汁と焼き魚と納豆……といった日本型の朝食が健康的だと言われても、朝起きてすぐにご飯を食べたいと思いますか？　ちゃんと自分の体に聞いてみてくださいということを、まずはお伝えしたいと思います。人間の体のメカニズムから言うと、朝起きぬけに食欲がないのは当たり前のことなのです。

人間の体に備わっている3つのサイクル

そもそも、人間は自然の一部です。樹木も動物も自然の流れの中で生命を営んできました。それが、人間は文化文明を発達させたおかげで電気が使えるようになって、夜でも明るい環境で生活ができるようになり、活動時間も長くなりました。しかし、私たちの体は、自分でコントロールできない自然のリズムを刻んでいます。心臓の動きは自分で制御できないし、生理も排便も思い通りにはなりません。つまり、私たちの体にはコントロールできない部分があるのです。1日24時間の体のリズムも、そのうちの一つです。大まかに言うと、人間の体内は8時間ごとの3つのサイクルで動いていて、食べたものが効率よく消化・吸収、そして代謝できるシステムになっています。

そのサイクルに従うと、朝食の時間がちょうど含まれる午前4時から12時までの8時間は「排泄《はいせつ》」の時間になります。前日の夜までに食べたものの老廃物をスムーズに体外に出すための時間帯です。1日のはじまりは、食べることではなく排泄からスタートするのです。

排泄を促すためにやるべきことは何か？ それが、軽い運動と果物の摂取です。消化器官というのはまったく使わないと活動しませんが、果物を食べて刺激を与えることで、軽く無理なく動きだし、排尿・排便などの排泄がスムーズに進むというわけです。

次のサイクルは、12時から夜の8時まで。これは「食べるのに適した」時間です。実際に私たちは、午前中から何らかの労働をしていますが、消化器官もこの時間帯は同様に活発に動いています。したがって、この時間帯は食事も積極的にとっていい時間。1日に必要な栄養素をとりきって、夜8時以降はあまりものを食べない、これが体にとっては理想的な食べ方と言えます。

3つ目のサイクルが夜8時から明け方4時までの8時間で、「代謝・修復」のための時間です。夜8時までの間にとった栄養素が、体の中で分解・吸収されてさまざまな化学変化を起こし、代謝されて新しい体をつくる、いわば再生の時間です。この時間帯はできるだけ静かに過ごしてください。動きまわらずに、ゆったりと過ごすことが大切です。睡眠をとったほうが、代謝はより効率よく進みます。

この3つのサイクルに従って日々過ごすことが理想ですが、私たちは現代社会の中で生きている以上、いつもいつもそううまくいかないこともあります。友人と夜7時から食事の約束があるという日もありますね。残業で夕食が遅くなってしまったということもあるでしょう。そういうときは、次の日の食事を軽めにするとか、夜8時以降は食べないようにするなど、自分で調整すればいいのです。

大事なのは、人間の体はこのような3つのサイクルで動いているということを頭の中に入れておくことです。こういうリズムを意識しながら生活することで、なんとなく体が軽くなったとか、目覚めがすっきりしてきたとか、必ず変化を感じられるようになるでしょう。

朝食で果物を食べてほしい2つの理由

人間の体のサイクルから見れば、「朝食をしっかり食べる」なんて、とんでもない誤りであるということがおわかりになったでしょう。

朝、ごはんを食べなさいというのは、準備体操なしで１００メートルダッシュをしないと言っているのと同じこと。なぜなら、ものを食べて消化吸収するということは、自分以外のものから自分をつくりあげる作業ですから、簡単にできることではないのです。人間も含め、動物にとって、ものを食べて消化するということは、とても負担がかかる活動なのです。人間は、筋肉を使って体を動かすときだけに、エネルギーを費やしているわけではありません。食べものを消化して分解し、代謝を行うことにも、じつは大量のエネルギーを要します。ですから、少なくとも朝はそんなエネルギーを消化吸収に使わないでほしい。朝起きてから徐々にエンジンをかけていくわけですから、急に朝食を食べて負担をかければ、エネルギーが消耗して午後の活動や夜にまで影響を及ぼし、生産的な1日を過ごすことができません。したがって、朝食には、できるだけ、エネルギーを使わないで済むような消化吸収しやすい食べものを選ぶことが大切です。その条件にぴったりなのが果物です。なぜ、果物なのか？　それは、はるか遠い昔の人類史にまでさかのぼります。

野生動物の中で、人間というのはとても弱い存在でした。そんな中で生き抜いていくためには、他の動物から襲われる危険を回避する必要がありました。その方法として、人間は樹上で生活をすることを選んだわけです。樹上生活で常に手に入る食べものと言えば、果物です。どんなに文明が発達しても、私たち人間の体には、太古の記憶がしっかりと刻み込まれているのです。つまり、太古から常食してきた果物に対しては、消化しやすい体になっているのです。

もう一つ、果物を朝食にお勧めする大切な理由があります。

人間は、火を使えるようになってからようやく樹上から下りることができました。火を使って他の動物たちの脅威から身を守ることができるようになり、食べられるものの種類も広がりました。土器のような道具も生みだして、加熱という方法を覚え、それまで食べることのできなかった穀物を食べるようにもなりました。さらに、豆類や生《なま》では食べられなかった野菜も加熱調理して食べるようになりました。それによって人間は、自分が食べたいものを、調理された姿で思い浮かべることができるようになったのです。それは、人間だけが持っている優れた能力です。

ところが、私たちのＤＮＡは樹上生活のときのままです。どういうことかというと、長い樹上生活が当たり前だったことで、人間の体は大事な機能を失ってしまったのです。その一つが、ブドウ糖からビタミンＣをつくるという機能です。ブドウ糖からビタミンＣをつくるためには「グロノラクトンオキシダーゼ」という酵素が必要ですが、人間にはこの酵素がありません。犬や猫にはこの酵素があるため、食べものからビタミンＣをとらなくても、ちゃんとつくることができます。ところが、長い間、樹上で生活してきた人間は、ビタミンＣを豊富に含んだ果物を常に食べることができたので、体内で合成する必要がないと体が勝手に判断し、酵素を組み立てるメカニズムを捨ててしまったのです。したがって、人間は食べものからしかビタミンCを補う手立てはありません。それが「朝食べる果物＝ビタミンCの補給」というわけです。

空腹感に込められたメッセージ

朝食だけではなく、「1日に3食必ず食べなければいけない」と思いこんでいる人も多いのではないでしょうか。

たいしてお腹が空いているわけでもないのに、なんとなく「時間だから」と朝昼晩3食をきちんととっているという方、多いですよね。

1日3食という食習慣は、江戸時代後期にはじまり、一般に広がったのは明治時代になってからのことです。それまでは、寝る時間も早く、1日2食でした。1日3食というのは、旧い栄養学の発想で、人間の体は常に必要なカロリーを摂取しなければならないという考えに基づいています。しかし、人間の体に本来備わっているリズムは、1日に3度の食事をとるようにはできていません。

朝食に限らず前の食事からある程度時間が経過しても自分の欲しいものがイメージできなかったり、それが果たして本当に必要としているものなのか自信がない、また、何かが欲しいという感覚がない場合は、食生活のどこかに問題があるのかもしれません。

空腹を感じないときは、胃の中に前に食べたものが残っているときです。食事と食事の間はだいたい5〜6時間は空きますが、そのくらい時間が経っても胃の中に食べものが停滞しているということは、すでに腐敗や発酵が進んでいる証拠です。この状態のところに、次の食べものを入れたらどうなるか？　未消化のまま押し出されるように腸に送られたタンパク質や炭水化物から有害な物質が発生し、体に悪さをします。それだけではありません。胃は筋肉でできていますが、休息の時間がない胃は疲れ果てて力がなくなり、ほとんどの場合、胃が下がって胃下垂になってしまいます。体調が悪くなっている人の85％は、胃が下垂していて運動能力を失っています。一度そうなると、なかなか消化能力は元には戻りません。

私たちにとって、空腹感というのは、じつは、体からの大切なメッセージが込められているのです。まっとうな食事をしていれば、食後4時間でお腹が空くものです。胃もたれせず、消化吸収されたものが腸に移動して、じゅうぶんな栄養素がどんどん吸収されていくまでに要する時間です。この状態で空腹を感じるのは、実に心地よいものです。

食事がおろそかで栄養素が足りないようなときは、空腹だとイライラしたり不快感を感じたりしがちで、ついスナック菓子などに手をのばすのはそんなときでしょう。

たいせつなのは「時間通りに3食食べること」ではなく、心地よい空腹を感じることができる食事をすること。そうすれば、フルーツの朝食を食べたあとに空腹を感じるのがちょうど昼頃でしょうし、昼にまっとうな食事をすれば自然に夕方になれば気持ちのいい空腹感がおとずれるはずです。

手始めに、食後4時間でお腹が空いたか、空かなかったか、チェックしてみてください。

これが正解！
KIYO'S アドバイス

朝は「排泄」の時間です。食欲がないのに、無理して食べるのはかえって体に負担をかけます。朝食には新鮮な果物を1サービングが最適。空腹感がないのに時間どおり3食食べる必要もなし。正しい食事をしていれば食後4時間で心地よい空腹感を感じるはずです。

2

「健康のために、ご飯よりも
いろんなおかずを
ちゃんと食べるようにしている」

「バランス」という言葉を誤解していませんか？

「バランスのいい食事を心がけましょう」ということをよく耳にします。みなさんは、この「バランス」という言葉をどのように理解しているでしょうか？

「お肉を食べたら、野菜も食べること」、「ご飯を食べたらおかず、おかずを食べたらご飯を食べること」といったように、両方が釣り合うように同じ量を食べることが「バランス」だと勘違いしている人が多いのではないでしょうか？　なかには「主食と主菜、副菜を食べること」と答える人もいるかもしれません。

いずれにしても、みなさんがバランスについて考えるとき、ベースにしているのは、皿に盛りつけられたステーキや焼き魚、あるいは小鉢に盛りつけられた煮物やサラダなど、具体的なメニューだと思います。

ですから、バランスをとろうとすると、それは皿数だったり、見た目のボリューム感で判断することになってしまいます。じつは、そこがバランスという言葉を誤解してしまうおおもとなのです。

私がバランスを考えるときは、料理ではなく、あくまでも材料がベースです。しかも、栄養素の摂取量の単なる数値合わせをバランスと言っているわけではありません。バランスとは、食べたものが最も効率よく消化吸収・代謝される、食べもの（材料）の組み合わせであると考えています。この場合の組み合わせ方には、材料の種類だけでなく量についても含まれています。

私たちは、食べたものから体をつくり、生きるためのエネルギーを産出しています。このとき、さまざまな化学反応が起こっていますが、その化学反応が適正に効率よく進むかどうかは、食べ合わせ方によって大きく左右されます。

以前、食べ合わせによってやせるという方法が話題になりましたが、これも、基本になっているのは、代謝がスムーズに行われるための食材の組み合わせです。

次の項では、体のコンディションを常に良好な状態に保つ食べ方、つまり、食材の組み合わせについてお話ししたいと思います。

体調を良好に保つ5つの食材群とバランス

考え方は、いたってシンプルです。食材を「1．穀物、2．葉野菜と果菜、3．根菜、4．豆類、5．肉や魚などの動物性タンパク質」の大きな5つのカテゴリーと、そのカテゴリーに属さない「海藻＋オイルを含む調味料」の6つに分けます。私が考えるバランスでは、6つの食材群をどのくらいとるかといった量も重要なので、食事全体を10とし、それぞれどういう比率でとったらいいかについても示しています。この場合、基準になるのは重量です。

量の多い順から見ていきましょう。

最も大きなウエイトを占めたいのが穀物。全体の3割に当たります。穀物には、米やパン、麺類のほか、ひえやあわ、きび、アマランサスなどの雑穀類も含むこととします。次にくるのが野菜です。野菜は「葉野菜・果菜」のグループと「根菜」の2つのグループに分けて考えています。

葉野菜には、小松菜やチンゲンサイ、白菜、キャベツ、ほうれん草、セロリなどが含まれます。果菜は、実を食べる野菜で、なす、きゅうり、トマト、かぼちゃなどです。根菜のグループは、ごぼうやにんじん、れんこん、大根、じゃがいも、かぶなどです。

植物の分類学上では、葉野菜・果菜グループのキャベツや白菜と、根菜グループの大根とかぶは同じアブラナ科に入ります。また、私はセロリを葉野菜に分類していますが、本来は根菜のにんじんと同じセリ科の植物です。私が分類の基準にしているのは、植物学的なものではありません。それは、エネルギーです。葉野菜は地表から天に向かって伸びていくエネルギーを持っています。逆に、私が根菜に分類している野菜は、地表から地中に潜り込んでいくエネルギーがあります。このエネルギーの質の差を基準にしている、というわけなのです。植物学上では同じ科に分類された野菜でも、たとえばキャベツと大根では持っているエネルギーが違います。認識すべき大切なことは、われわれ人類が、その天と地の間で生きているということであり、さまざまな食べものを自らの栄養とする雑食動物であるということなのです。

エネルギーというとわかりづらいかもしれませんが、こう考えてみてください。

地表から空に伸びている野菜は、おしなべて緑色の葉を広げ太陽の光をさんさんと浴び、光合成をしながら成長します。一方の地下に伸びる野菜は、土中のミネラルなどの成分をしっかり吸収しながら育ちます。生育環境がこのようにまったく違うわけですから、それぞれの野菜に含まれる成分には当然ながら違いがありますよね？

各野菜の比率は、「葉野菜・果菜」が全体の2割、根菜は一つひとつがずっしりと重いので、根菜だけで葉野菜・果菜と同じ2割をとってください。

4番目にくるのは豆類で、全体の1・5割を。大豆をはじめ、小豆、いんげん豆、金時豆、ひよこ豆、レンズ豆といった豆類のすべてがここに含まれます。昔から大豆は畑の肉と言われていますが、豆類には、良質な植物性タンパク質が多く含まれています。

そして最後にやっと、肉や魚などの動物性タンパク質がきます。みなさんが、しっかり食べなければと思っている動物性タンパク質は、全体の食事の10分の1以下で十分。食事全体（昼夜の2食として）の1割というと、約50～60グラム。薄切り肉ならだいたい2枚分です。なぜここまで少なくていいのか？　それは、動物性タンパク質はほかの穀物や野菜、豆類と比べて消化されにくく、食べすぎた肉や魚は未消化のまま胃の中で腐敗がはじまってしまうことがあるからです。腐敗した動物性タンパク質がそのまま腸に届くと、バクテリアなどで分解され、毒性のある物質ができてしまいます。

プラスアルファの6つ目のグループは、全体の0・5割。数値としては小さいのですが、ここに含まれるオイルのとり方が、じつは脳と体の健康のカギを握っていると考えています。油は健康の敵のように扱われていますが、生きていくためには欠かすことのできない成分です。油が不要なのではなく、油のとり方が間違っているのです。油のとり方を正しくすることで、現代社会が抱える肥満や糖尿病、動脈硬化といった生活習慣病の多くは改善できます。油については、3章でくわしくお話しします。

この5つプラスアルファの食品群を1日でバランスよくとろうと思うと、たいへんハードルが高いので、3～7日間をひと区切りにして守れるよう、心がけてください。

炭水化物と動物性タンパク質だけの食事は避ける

食事全体のうち、動物性タンパク質がわずか1割で、体に必要なタンパク質を補うことができるの？　と思われるかもしれません。しかし、タンパク質は、豆にはもちろん、穀物にも野菜にも含まれています。

たとえば、白米を玄米にかえると、茶碗1杯にはタンパク質が約4・2グラム含まれています。食パン1枚（6枚切り）には約6グラム、そば1食分には約13グラム、納豆1パック（40グラム）には約7グラム、ほとんど含まれていないように思える野菜でも、ブロッコリー100グラムには約4グラム、ほうれん草100グラムには約2グラム含まれています。動物性タンパク質を食べなくても、ほかの食材からタンパク質は摂取できているのです。

とりすぎると未消化のリスクが高まる動物性タンパク質を、あえて積極的にとらなければならない理由があるでしょうか？

動物性タンパク質をとるときに、もう一つ気をつけていただきたいのが、たとえば牛丼やハンバーガーなど、穀物と動物性タンパク質だけでお腹いっぱいになるような食事をしないように、ということ。

消化というのは酵素を利用して食物を分解していくことですが、動物性タンパク質を消化する酵素と穀物を消化する酵素はまったく違います。私たちの体は、性質の違うものを同時に消化するのが苦手で、同時に食べると、どちらも未消化のまま胃から小腸、大腸へと送られていきます。このときアンモニアなど、体に有害な物質が発生します。これらは、肝臓や腎臓に大きな負担をかけることになり、その結果、アレルギーや関節リュウマチを引き起こす原因にもなります。ほかにも動物性タンパク質をとりすぎると血圧が上がるということが確認されていますし、悪玉コレステロールの値も上昇します。これは心臓病や動脈硬化、脳卒中のリスクを高めることにもつながります。

ついでに、熱心な読者の方にお伝えしておくと、できるだけ昼食はエネルギー源になりやすい穀物を中心に、夕食では、穀物をごく少量にしてタンパク質をメインにするという食べ方をしてください。なぜなら、昼間は活動しているためエネルギー源が必要ですし、夜は、寝ている間に体の修復を行うためタンパク質が潤沢にあったほうがいいからです。このような食べ方に変えることで、体は摂取した糖質やタンパク質をさらに有効に利用できます。

体にとっていいことずくめの「穀物2対豆類1」

戦後、「ご飯よりもおかず！」がスローガンのようにうたわれ、肉や魚をたくさん食べることが奨励されてきました。私たちは動物性タンパク質をたっぷり食べると元気で長生きできるように信じ込まされてきました。確かに、私たちの筋肉や臓器、そして血液は、すべてタンパク質からできています。しかし、その原料になるのは動物性タンパク質だけではありません。植物性タンパク質でもいいのです。なぜなら、タンパク質はアミノ酸の集合体であり、動物性タンパク質を構成しているアミノ酸も植物性タンパク質を構成しているアミノ酸も、並び方や組み合わせはそれぞれのタンパク質によって違いますが、どちらもアミノ酸という点で同じだからです。つまり、体内に入ってタンパク質が消化吸収されてアミノ酸に分解されてしまえば、もとは動物性タンパク質であろうが植物性タンパク質であろうが同じなのです。

体内でタンパク質がスムーズにつくられるために肝心なことは、必要なアミノ酸の種類と量がそろっていること。

そこで、ぜひ実践していただきたいのが、穀物と豆類を2対1の割合で食事にとり入れることです。なぜ、ここまで比率にこだわるのか、その理由をお話ししましょう。

人間の体を構成しているタンパク質は全部で20種類のアミノ酸からできています。この中の9種類のアミノ酸については、ひとつでも欠けていたらタンパク質はできません。この9種類を必須アミノ酸といいますが、この必須アミノ酸がすべてバランスよくとれるのが、穀物と豆類を2対1で食べたときなのです。

この組み合わせで食べると、必要なアミノ酸が網羅的に摂取できるだけでなく、糖質をエネルギーに変えるときに必要なビタミンB群も同時にとることができます。しかも、糖質からエネルギーができるときは、老廃物が何も残らないクリーンな状態なので、先ほどの動物性タンパク質のように、体へ負担をかけることもありません。

私たちの体にとっていいことずくめの食べ方が、「穀物2」対「豆類1」の組み合わせなのです。

穀物2に対して豆類1というときの量の目安ですが、どちらも、炊いたとき、ゆでたときなど、加熱して食べる状態になったときの重さです。たとえば、お茶碗1杯のご飯は約160グラムですから、それに対する豆の量の目安は、納豆だけで換算すると約2パック分。何も納豆を毎食2パック食べなさいと言っているわけではありませんよ。豆のサラダや、豆のスープ、豆のカレー、豆の煮物、ハンバーグやグラタン、サラダに豆を入れたり、ポークビーンズ、鶏肉と大豆の煮物など、豆を使ったレシピは工夫次第でどんどんバリエーションが広がっていきます。食事のときに食べられないなら、ゆでた豆をおやつ代わりに食べてもいいでしょう。

豆は食べごたえがあるので、豆類を食事にとり入れると、食べすぎないというられしいメリットもあります。

これが正解！
KIYO'S アドバイス

消化できる肉や魚の量には限界があり、消化しきれなかったものから、体にとって有害な物質が発生します。肉や魚のおかずは、食事全体の10分の1以下、穀物の約3分の1にとどめておくこと。健康のために食べてほしいのは、未精製の穀物と豆類です。

3

「メタボやダイエットが気になるから、油はとらない」

油は、体の大切な構成要素となる

「太るから油はとらない」「デップリとしたお腹が気になるから油は控えめ」。

みなさんは、油は美と健康の敵だ！　と思っていませんか？　じつは、これが大いなる誤解です。油は、体にとって必要不可欠な成分で、むしろ、その欠乏症の心配をしなければならないほどです。ただし、お断りしておきますが、すべての油がそうだというわけではありません。油の中には体に必要な油と、とらないほうがいい油があります。油については、まずこの点をきっちりとご理解いただきたいと思います。

この章では、その点をふまえ、体内での脂質の役割と油の正しいとり方についてご説明しましょう。

私たちの体は、頭の先から爪の先まで要らないところはありません。全部大事です。そのなかでも、あえて最も重要な器官を挙げるとすれば、それは脳です。心臓も肝臓も大事ですが、それらすべてを統御しているのは脳です。ですから、体の中でいちばん危険の少ない位置にあるのです。そのうえ、8つの骨が組み合わさった強固な頭がい骨で守られている。その大切な脳は、60％が脂質からできています。この事実だけでも、油が不足したら困るということがおわかりになるでしょう。

脂質は脳を構成しているだけではありません。私たちの体は約60兆の細胞でできていて、その一つひとつの細胞はそれぞれ独立した存在です。それを可能にしているのが細胞膜です。脂質は、その細胞膜の構成成分でもあるのです。細胞膜がなければ、細胞は壊れてしまいます。これは人間に限らず、地球に存在している生物すべてがそうです。

なぜ、地球上の生物が細胞膜を脂質でつくる必要があったのか？　それは地球が水の惑星だからです。地表は約70％が水で覆われていますし、水の粒子を含んだ大気が地球を取り囲んでいます。もし、細胞膜が水に溶けるものだったとしたら？　水に溶けてしまうシャボン玉を想像してみてください。細胞膜もあんなふうにはかなく消えてしまったら、地球上に生物が存在することは不可能です。だからこそ、細胞一つひとつが独立した存在として生命を維持していくためには、細胞膜を水に溶けない脂質でつくる必要があったのです。

細胞膜には、養分を細胞内にとり入れたり老廃物を細胞外へ排出したりする役割があります。つまり、細胞にとって、細胞膜が健全につくられるかどうかは生き死ににかかわる重要な問題なのです。その細胞膜をつくるときに不可欠なのが油というわけです。

生物は自然の食物の中から油を摂取するようにしてきました。意外に思うかもしれませんが、脂肪酸は果物にも微量ですが含まれています。特に皮の部分や種に多い。人間以外の動物は、果物の皮をむいて食べたりしませんよね。丸ごと食べて、油も摂取しているのです。

体に本当に必要な油とは？

まずは、油とはどういうものかについてお話ししておきます。

油は、主に脂肪酸という成分で構成されています。みなさんがよく耳にするリノール酸や、さんまやいわしに多く含まれているＤＨＡ（ドコサヘキサエン酸）は脂肪酸の一種です。

脂肪酸は、直線状につながった十数個の炭素に水素が結合した長い鎖のようなものです。その炭素と炭素をつなぐ鎖の中に、二重になった部分があるかないかによって大きく2つに分類しています。

すべて一重の鎖でつながっているものを飽和脂肪酸、一部に二重になった部分があるものを不飽和脂肪酸と呼んでいます。バターやラード（豚脂）、ヘット（牛脂）といった動物性のものは主に飽和脂肪酸からできています。ちなみに最近はやりのココナッツオイルに含まれているのも飽和脂肪酸の一種です。それに対してごま油やオリーブオイル、菜種油といった植物性の油の主成分は不飽和脂肪酸です。不飽和脂肪酸はさらに、二重になった部分の数と、それがどこの位置にあるかによってオメガ3、オメガ6、オメガ9の3つに分けられています。なぜこのように細かく分類されているかというと、二重結合の数とその位置によって、脂肪酸の性質や体内での働きが異なるからです。

オメガ3に含まれる脂肪酸にはα‐リノレン酸やEPA（エイコサペンタエン酸）、DHAなどがあります。α‐リノレン酸を多く含む食品には亜麻仁油《あまにゆ》、しそ油、えごま油などが、EPAやDHAを多く含む食品にはいわしやさば、さんまといった青魚があります。亜麻仁油は日本人にはなじみが薄いかもしれませんが、リネンの原料である亜麻の種実を搾った油です。

オメガ6の脂肪酸はリノール酸などで、これを含む油には紅花油、サフラワー油、ごま油、コーン油、綿実油、大豆油などがあります。そして、オメガ9の脂肪酸はオレイン酸といわれるもので、これはオリーブオイル、椿油、アーモンド油などに多く含まれています。

このなかで、体内でつくることができないために、食べものから必ずとらなければならないのがオメガ3とオメガ6の脂肪酸です。オメガ6のほうは、それを豊富に含む油の種類を見てもおわかりのように、ふだんから適度に油を使った料理を召し上がっていれば無理なくとることができます。ところが、オメガ3のほうは、毎日青魚でも食べていれば別ですが、最近の欧米化した食生活ではそういうことはありません。油断するとつい不足しがちな脂肪酸です。ですから、意識してとるようにしなければなりません。

そこで、私は、亜麻仁油をお勧めしたい。亜麻仁油は、ヨーロッパでは、古代から薬用として使われていて、欧米ではポピュラーな健康食材です。日本でも、自然食品店や大きなスーパーなどで手に入るようになりました。良質のものはくせがなく食べやすいので、ぜひ一度、試してみてください。

生理機能のすべてを調整する特殊な油

なぜ油を構成している脂肪酸の種類にまでこだわるかというと、オメガ3とオメガ6の脂肪酸は、脳や細胞膜などを構成しているだけでなく、体内のあらゆる生理機能を支配しているプロスタグランジン、ロイコトリエン、トロンボキサンといった体内調整物質（エイコサノイド）の原料だからです。

たとえば、胃酸から胃壁を守ったり、消化器官や心臓、目などの筋肉が自動的に動くのも、神経伝達がスムーズに行われるのも、すべてプロスタグランジンの仕事です。したがって、オメガ3とオメガ6が不足してプロスタグランジンがつくられないと、全身でさまざまなトラブルが多発してしまいます。

近年、女性の妊娠率が低くなっていると言われています。環境ホルモンの問題や精子数の減少など、男性側の要因ももちろんありますが、女性が妊娠しにくい状況にはプロスタグランジンの影響もあると考えられています。

また、妊娠しても、臨月になって陣痛が起きないケースもあります。陣痛というのは、子宮と骨盤がそれまでと違う動きをするのですが、このときにもやはりプロスタグランジンが関係しています。

私は食・農の仕事に関わる前、20年以上にわたり整体指導という仕事をしていましたが、当時整体を受けてくれている妊婦さんに油の正しいとり方を教えたところ、全員安産でした。わずか十数人のデータなので、大学の産婦人科の症例と同列には語れませんが、オメガ3をとることが、少なくとも母体にマイナスにはならないことの証明にはなるのではないでしょうか。

油を賢く使い分けよう

オメガ3は不飽和脂肪酸の中でも特に不安定なので、必ず生でとってください。私は、亜麻仁油をドレッシングやマリネ液に使ったり、納豆や豆腐にかけたり、そのままパンにつけたりしています。特に、大事な打ち合わせなどの前日には、そのまま大さじ2杯ほどを飲むこともあります。そうすると翌日には頭がすっきり冴えて、その効果を実感できるのです。

オメガ6はオメガ3に比べれば安定性は高いのですが、170℃を超えると酸化がはじまってしまいます。炒めものの仕上げにごま油を少量加える程度なら問題ありませんが、高温になる揚げものなどに使うのは避けてください。揚げものをつくるときはオリーブオイルなど、オメガ9の油をお使いください。

油の使い方の大事なポイントをまとめておくと、「オメガ3は必ず生で食べること」、「炒めものや揚げものなど加熱調理にはオリーブオイル」、この2点をしっかり覚えておいてください。

量についてですが、オメガ3、オメガ6、オメガ9の中で特に気をつけなければならないのが、オメガ6の油です。オメガ6のリノール酸は、かつてはコレステロール値や血圧を下げる優秀な油ということで、どんどんとりましょうともてはやされていました。

ところが、リノール酸の過剰摂取が善玉コレステロール値の低下を招くということがわかってからは、そのとりすぎが問題視されるようになってきました。さらにリノール酸からできるアラキドン酸は、アレルギーなどの症状を悪化させるということもわかっています。

オメガ9は、オメガ3と6があれば体内で合成されますが、オメガ9をつくる材料にオメガ3とオメガ6がまわってしまうと、肝心のプロスタグランジンの原料にまわる分が減ってしまうので、オメガ9もきちんととっておくことも大切です。

水と油は大気中に置いたときは分離していますが、油は体内に入った瞬間から水と融合します。したがって、どの油についても言えることですが、体にとっていい油というのは、口に含んだときにさっと口全体に広がるものです。

良質なエクストラバージンのオリーブオイルや亜麻仁油をティースプーンにとって口に含んでみてください。良質な油は、口に含んだ瞬間になじみ、ギトギトした感じがありませんし、飲み込んだ後も口の中に嫌なものが残りません。しかし、市販されている油の中には、文字通りベタベタと油っぽくて口に含むことができないものがあります。

そんな油でも料理に使うと、気持ち悪さがわからなくなってしまうから使っていても気にならない。ここに問題があるのだと思います。今、みなさんがお使いの油は大丈夫でしょうか？

ところで、「ときどき無性にフライドチキンとか食べたくなっちゃうんだよね」と言う人がいます。これは、本当に体がギトギトした揚げものを欲しているわけではありません。体に必要な脂肪酸が不足すると、油に対する渇望感が生まれてしまうのです。つまり、食事でオメガ3が入ってこなくなってしまうと、漠然とした油への欲求となって現れるわけです。人間の脳はそこのところを精密に判断できませんから、おおざっぱに「油が欲しい」という信号しか送ることができないのです。というか、脳は、我々が体によくない油を摂取するなどということを、はじめから想定していません。

揚げものが食べたくなったら、いきなりフライドチキンにかぶりつく前に、オメガ3を含む亜麻仁油などの油をとってみてください。

オメガ3が不足すると、間違った油のとり方を招いてしまいます。ふだんからオメガ3を含む亜麻仁油をとるようにしましょう。

とらないほうがいい油は？

とらないほうがいい油については10章でくわしく説明するので、ここでは簡単にふれておきます。

体によくない油の筆頭が、トランス脂肪酸です。飽和脂肪酸のとりすぎが問題視されていますが、自然にとる食物の中で必然的に入ってくる程度であれば、神経質になる必要はありません。私たちの体内には、ちゃんと分解して毒性のあるものは排泄し、使えるものは必要に応じて使うという機構が備わっているからです。飽和脂肪酸は完全にゼロでいいわけではないという新しい学説もあります。最近は、まったく排除するのではなく、ほんの少量はとっておいたほうがいいと言われています。

しかし、トランス脂肪酸だけは、絶対にとってはいけません。

トランス脂肪酸とは、マーガリンやショートニングなどに多く含まれている成分です。もともと液体の植物油を工業的に固形状にするときに発生するもので、自然界にはごく一部を除いてほとんど存在しません。このトランス脂肪酸が体内に入ると、心臓疾患や糖尿病の罹患率が高まるということが報告されています。アメリカのカリフォルニア州では、2007年以降、トランス脂肪酸を含むマーガリンやショートニングなどの販売や使用が段階的に規制・禁止されています。トランス脂肪酸はマーガリンやショートニングそのものの問題だけでなく、それを使ったクッキーやスナック菓子類、パン、フライドチキンのような市販の揚げものなど、かなりの割合で含まれていることが問題なのです。

トランス脂肪酸が含まれている危険性があるものは、あなたの食生活からすべて排除してください。

これが正解！
KIYO'S アドバイス

油は美と健康の敵ではありません。油は、脳や細胞膜を構成する重要な材料です。大事なのは、体に必要な油と不必要な油があるということを理解すること。現代のような食生活において、オメガ3を含む亜麻仁油は、特に積極的にとらなければならない油です。

4

「疲れたら、甘いものを食べる」

甘いものへの欲求は、ビタミンC不足のサイン

私たちは、長時間歩きまわった後やハードな仕事が続いたときなど、必ずと言っていいほど甘いものが食べたくなります。そういうときみなさんは、たいていチョコレートやケーキ、お団子などを食べて、ひと息ついていらっしゃるでしょう。ところが、クッキーを食べてもなんだか物足りないような、かえってこれが呼び水になって、もっと食べたくなってしまったということもあるのではないでしょうか。

それは、甘いものを食べたいと感じたとき、あなたの体が本当に欲しているのは、甘いものではなく別のものだからです。

この章では、その謎についてお話ししたいと思います。

たしかに、砂糖はいちばんエネルギーになりやすい食品ですから、疲れたときに砂糖を体の中に入れたいという欲求は必ず出てきます。それは、私たちの脳に経験的に「エネルギー源＝糖＝甘い」という情報がインプットされているから。

しかし、ちょっと考えてみてください。私たちは2018年に生きていますが、300年前の江戸時代も500年前も、現在と同じように、人間は疲れたら甘いものが欲しいと思ったはずです。だからといって、当時の人々は、白い砂糖をなめたり、チョコやシュークリームや大福を食べられたりしたでしょうか？　今のように砂糖が一般に出まわるようになったのは、1900年代に入ってからのことです。それまでは、砂糖はたいへん貴重なものでした。では、甘いものが食べたいという欲求をどのようにして満たしていたか？　それは果物でした。しかも熟した果物。柿や桃、ぶどう、いちじく、びわ……、いろいろな果物がおそらく庭先にもあったでしょうから、誰でも簡単に手に入れることができました。

さらに、もっと人類の歴史をさかのぼると、1章でもお話しした通り、人間は長い間、樹上生活を送ってきました。そのときにも、疲れを感じた人類の欲求を満たしてくれたのは、やはり果物でした。疲れて甘いものが欲しいという欲求を満たしてきたのは果物だったのです。

果物には、糖だけでなくビタミンCがたっぷり含まれています。果物を食べれば、糖と同時にビタミンCが摂取できるわけです。つまり、甘いものが欲しいという信号を送れば、ビタミンCが自動的に入ってくるということを、人間は本能レベルでしっかりと記憶してしまったのです。ですから、ビタミンCが欠乏しているとき、甘いものが欲しいというメッセージが送られてくるのです。私たちが甘いものを欲する本質は、ビタミンCを補給してくださいということなのです。ところが、私たちは、後から入ってきた情報のもとで生きていますから、甘いものといえばお菓子としか思いません。だから、甘いものが欲しいという欲求が出てくると、チョコやドーナツなど砂糖を使った甘いものを食べて満たそうとします。砂糖には、ストレスを緩和し快感をもたらす働きがあるので、脳は一時的に満足したような気になるでしょう。しかし、大福やケーキにはビタミンCは含まれていませんから、一向に体は満足しません。その結果、もっと甘いものを――と、欲求はさらに加速していくのです。

疲れたときに、砂糖を使ったスイーツを食べることが、何の解決にもなっていないということがおわかりいただけたでしょうか？

疲れを感じたら、果物を食べてみてください。また、スイーツへの欲求を抑えられない人は、代わりにビタミンCを摂取してみてください。確実にその欲求はおさまるはずです。逆に、継続的にビタミンCをとっていると、甘いものに対する欲求はどんどん消えていきます。

大事なのは、日ごろから朝食でたっぷりの果物を食べてビタミンCを補給しておくことです。ところが、体調が悪かったり、強いストレスを感じたりしているとビタミンCが消耗し、果物だけでは補いきれないときがあります。そういうときは、サプリメントを使うのも一つの手段です。私は基本的にサプリメントを飲むことには反対ですが、サプリメントに頼らざるを得ないときもあるでしょう。もちろん、自然由来のビタミンCであるという条件付きですよ。ビタミンCに対する本能的な欲求はそれだけ強く、また必要なものだということです。

脳にはブドウ糖、の勘違い

甘いものへの欲求という話でもう一つ思い浮かぶのが、脳の話です。脳のエネルギー源は砂糖ということが、まことしやかに言われています。確かに脳がエネルギーとして使えるのは例外的な場合を除いてはブドウ糖だけですから、ブドウ糖と果糖がつながった砂糖が脳のエネルギー源になるということは誤りではありません。朝起きぬけに、脳へエネルギーを補給するために、チョコレートを食べるという人もいるそうですが、糖分を補給するだけで、本当に脳が働くと思っていますか？　と問いたい。

脳を構成しているのはタンパク質と脂質です。そのうち60％を脂質が占めています。脳外科医から聞いた話では、脳をレーザーメスで切っていくと高温で脳が焼け、お腹が鳴ってしまうくらいおいしそうなにおいがするといいます。

脳がエネルギーとして使えるのはブドウ糖だけですが、土台となる脳が正常に機能していなかったら、ブドウ糖をどんなに補給しても空まわりするだけです。そこを勘違いしないでください。つまり、ブドウ糖だけとっていれば脳が活発に働くということではないのです。

最も大事なのは、食生活全体を見直して、健全な脳をつくるために必要な良質な油やタンパク質をとることです。

これが正解！
KIYO'S アドバイス

体が疲れて甘いものが食べたくなるのは、実はビタミンC不足のシグナル。だから、砂糖を使ったスイーツをどんなに食べても欲求は満たされません。甘いものが欲しくなったら、ビタミンCが同時に補給できる果物を食べましょう。

5

「牛乳を飲んでいれば、骨が丈夫になる」

日本人は牛乳からカルシウムを摂取できない

まず最初にはっきりと言っておきます。

「カルシウムをとるために牛乳を飲んでいる」、「骨《こつ》粗《そ》鬆症《しょうしょう》予防のために牛乳を飲んでいる」という人がいたら、すぐにやめてください。牛乳を飲んでも、すべての人がカルシウムを補給できているわけではありません。

そもそも、日本人が牛乳に近いものを飲みはじめたのは第２次世界大戦後のこと。戦前でも若干は消費されていたようですが、牛乳を国内で生産すること自体あまりなかった。戦後のアメリカ占領下で、援助物資の一つとして脱脂粉乳が入ってきたころから、日本の牛乳消費の歴史がはじまったと言っていいでしょう。終戦直後の記録はありませんが、１９５０年代前半の記録を見ると、当時の消費量は今のわずか20分の1。言い換えれば、わずか数十年の短期間で20倍にも増えたのです。

牛乳は完全食品と言われ、栄養学的に非常に価値があるように喧伝されていますが、牛乳の摂取量が20倍になった今、日本人はみんな健康になったと言えるでしょうか？

たしかに、牛乳には1本当たり約230ミリグラムのカルシウムが含まれています。この含有量は、1回に食べられる量で比較したら、食品の中では、おそらくベスト10に入るでしょう。しかし、牛乳のカルシウムは、その数値通りに、私たちの体にとり込まれているのでしょうか?

牛乳のカルシウムは乳糖の中に含まれていて、乳糖が分解されないかぎり、カルシウムを体内にとり込むことはできません。乳糖はラクターゼという消化酵素で分解されますが、日本人の約85%はこのラクターゼを持っていないのが現実です。

私たちは、乳幼児の間は、母乳の乳糖を分解するためにラクターゼを持っていますが、もう必要がないと判断して、3歳くらいまでの間になくなってしまいます。その結果、日本人の5人に4人以上が乳糖を分解できない。そもそも牛乳は子牛だけのために「特化」されたものなのです。

だったら、あらかじめ乳糖が分解された食品をとればいいということで、ヨーグルトを思い浮かべる人もいるでしょう。ヨーグルトは乳酸菌の力で、一部の乳糖が分解されているため、牛乳よりも消化率が高いのは事実です。ところが、これにも問題が潜んでいます。

乳糖はガラクトースとグルコースに加水分解されますが、ガラクトースは私たちの体にダメージをもたらします。ガラクトースはきちんと分解されないと、眼球の水晶体にたまってしまうのです。若年性の白内障が増えていて、その原因の一つが、このガラクトースではないかと言われています。

牛乳には骨をつくるときに必要な栄養素が足りない

どうしてここまで、牛乳神話ができあがったかというと、カルシウムをとれば骨が強くなるということが、ある時期から声高に叫ばれるようになったからです。しかし、カルシウムだけとっていれば骨が丈夫になるということも大きな誤解です。

骨をつくるためには、カルシウム以外にも必要な栄養素はたくさんあって、最低でもマグネシウムやリンなどのミネラルやビタミンDが必要です。たとえば、カルシウムとマグネシウムは2対1の比率でとるのが理想ですが、牛乳に含まれるマグネシウムはカルシウムのわずか10分の1。

また、強固な骨をつくるためには、リン酸カルシウムとリン酸マグネシウムとタンパク質が結びついてアパタイトという組織を形成する必要がありますが、このとき使われるリンとカルシウムの比率は1対1が理想とされています。ところが、このリンとカルシウムの関係が厄介なのです。

ミネラル類はただ摂取すればいいというものではなく、お互いのバランスを保ってはじめて正常に機能しはじめます。したがって、そのバランスがくずれるほど過剰に入ってきてしまうと、体はそれを排出しようとします。

マグネシウムに関しては過剰に摂取される心配はほとんどありませんが、問題なのがリンです。リンはインスタント食品や加工食品の添加物に多く使われていて、現在のような乱れた食生活では、そのとりすぎが問題になっています。体内のリンが過剰になると、体はバランスをとるためにカルシウムとリンをくっつけて尿中に排出してしまいます。つまり、せっかくとったカルシウムが、乱れた食生活のせいで無駄になってしまっているのです。

日本人はカルシウムが不足しているから、牛乳を飲みましょう！　と言われていますが、カルシウムの摂取量自体を問題にする以前に、インスタント食品などのとりすぎによって、体内のカルシウムが減少しているということを認識してください。インスタント食品や加工食品のような高リン食品を食卓から排除することが、カルシウム不足解消への第一歩なのです。

みなさん、耳を疑うかもしれませんが、牛乳を飲むと骨粗鬆症が増えるという皮肉な研究報告もあります。

それはなぜか？　牛乳を飲むと、牛乳に含まれるタンパク質によって血液は酸性に傾こうとします。ですが、私たちの体にはホメオスタシスというシステムがあるため、なんとか酸性になるのを防ごうとします。そのとき、体内で何が起きているかというと、血液の酸性を中和するために、せっかく摂取したカルシウムが使われてしまうのです。それで追いつかないときは、骨からカルシウムを放出して、その中和にあてているのです。カルシウムの供給源と思って飲んだ牛乳が、逆に、カルシウムの無駄遣いも引き起こすことになってしまうのです。

不健康な牛の乳が完全栄養食品!?

そもそも、現在流通している牛乳はいろいろな問題を抱えています。乳牛のエサは主にとうもろこし。とうもろこしがいったん牛の胃に入って、主な栄養素になって牛の体をつくっています。そんな牛が出す乳も、栄養素の主体はとうもろこしということになります。これは、生命の論理、倫理から見るとたいへんなことを犯しているのです。もともと牛は草食動物ですから、牧草などを食《は》んで栄養にしていました。それが自然の姿です。それを無視して、今は、ただ効率がいいからと、とうもろこしを与えているわけです。牛にとってはいい迷惑です。自然に背《そむ》いた状態で飼育された牛は、当然ながら生物としてひ弱になってしまうので、病気にならないよう多量の抗生物質を与えられ、成長促進剤を投与されて、どうにか牛のかたちを保っています。

そんな状態の牛から、質のいい乳が出るはずがありません。そんな牛から出る乳を完全栄養食品とありがたがって飲むのはやめてほしいと思うのです。

また、牛乳には脂質が含まれているため、製造工程中にどんどん酸化が進みます。特に牛乳を撹拌《かくはん》しながら脂肪球を均質化するホモゲナイズの工程では、空気と触れあうためさらに酸化が進むことが考えられます。この酸化を防ぐために、酸化防止剤などが使われているケースがあるということも覚えておいてください。

低温殺菌の牛乳がいいとも言われているようですが、それは、牛乳のタンパク質が高温だと変質してしまうから。ただし、低温とはいえ、雑菌の繁殖を防ぐためには60℃くらいの温度で殺菌する必要があります。タンパク質は約40～50℃で変質してしまうので、60℃と言えども同じですね。

そんな牛乳をなぜ飲まなければならないのか、わかりません。

人間は母乳で育った後、牛というほかの種の乳を飲んでいるという現実。成長過程でほかの動物の乳を摂取する動物は人間以外にいません。生物学的にあり得ない。だから、人間が牛の乳を飲むというのは、どうひねって考えても自然の摂理からはずれているとしか言いようがありません。みなさんには、早くそれに気づいてほしいと思います。

牛乳は嗜好品《しこうひん》の一つとしてつきあう

ただ、私は牛乳をいっさい飲んではいけないと言っているわけではありません。休日の午後、ゆっくりとミルクティーを飲む。大事な仕事の前に、シャッキリしたいからカフェでマッキアートを飲む。というように、嗜好品の一つとしてつきあうならいいと思います。また、牛乳を加工したチーズを、お気に入りのワインと一緒に食べておしゃべりを楽しむというのも賛成です。

ただ、まるで信仰のように「牛乳は完全栄養食品」と言うのはやめていただきたいのです。牛乳が完全栄養食品と言われているのは、タンパク質、脂質、糖質、各種ビタミン類、ミネラルなど、食品成分表に記載されている栄養成分のほとんどが入っています、というだけのことで、バランスのことまで言及しているわけではありません。

カルシウムを補給したいなら、毎日の食事の中で小魚や野菜、海藻、種実を食べていれば大丈夫です。食品によって吸収率が異なるので、厳密なことは言えませんが、ご参考までに、牛乳1本分とほぼ同じ量のカルシウムを含む食品をいくつかご紹介しておきましょう。

田作り約20尾、小松菜約2分の1把、木綿豆腐約3分の2丁、ひじき約大さじ3と2分の1、ごま約大さじ2と2分の1です。

こういった食材は、牛乳よりも料理のレパートリーは広く、おいしく食べながらカルシウムの補給ができます。

これが正解！
KIYO'S アドバイス

牛乳が完全栄養食品というのは間違った認識。しかも、8割以上の日本人は乳糖を分解できる酵素を持っていないので、体質的に合わないため、牛乳からカルシウムを補給することはできません。カルシウムは、小魚や緑黄色野菜、海藻類から。

6

「発酵食品は体にいいので納豆や味噌を積極的にとっている」

大量生産される納豆菌は「遺伝子操作」されたモンスター

発酵食品に含まれるさまざまな「善玉菌」は、体内に入ることで腸内細菌叢（腸内フローラ）の状態をよりよいものに整えてくれる助けとなってくれます。

腸は人体内でもっとも大きな免疫器官ですから、腸内の環境を整えておくことは全身の健康にとっては非常に大切なことです。

食生活の欧米化などにともない、味噌や納豆も食べる機会は減ってきましたが、近年、発酵食品の力が再認識され「毎日納豆食べてるからだいじょうぶ！」「毎朝お味噌汁も飲んでいます」という人も増えてきました。ところがいまや納豆も味噌も「おおいに食べてください」とは簡単に言いきれません。

納豆は茹でた大豆に納豆菌を付着させ、適切な温度管理下で発酵させたものですが、問題はこの「納豆菌」です。いま一般的に売られている納豆に使われている納豆菌はそのほとんどが「人為的に」作り出されたものと思っていいでしょう。つまり、もともとの納豆菌を薬剤や紫外線照射によって殺し、そのなかで生き残った菌だけを選別して培養し、さらに増えた菌を再び選別する、という方法で作られたものです。つまり科学的に選別された「スーパー納豆菌」「モンスター納豆菌」。繁殖力が非常に強い、つまり大量生産向きの納豆菌が工業的に作られているのです。

これは植物や動物の品種改良と同じで、DNAを直接切ったり貼ったりする「遺伝子組換え」ではありませんが、「薬剤に強い」という特性を持つ少数の突然変異種を見つけ出し、それを増やしていくという方法です。「遺伝子組み換え」ではないとは言え、本来の遺伝子を改変したもの、という意味では立派な遺伝子操作の一手法といえるでしょう。

こうして作られた納豆がすぐに「体に悪い」とは言い切れません。食べないよりまし、という人もいます。しかし、少なくとも私たちが食べてきた昔ながらの納豆とは、別物であると思ったほうがいい。大量生産に向く、繁殖力が強い遺伝子を持った菌が、私たちの体内で以前と同じように作用するとは言い切れないのです。「スーパー納豆菌」といっても、「スーパー」で「優れている」のは、メーカーにとってのこと。人間の体に「スーパー」であることを目指して作られたものではないことは確かです。

遺伝子組換え大豆は5％以下なら表示義務がない

さらに付け加えておけば、納豆の原料となる大豆です。大豆の国内自給率は7％（平成27年）。サラダオイルなどに使われるもの以外、つまり豆腐や納豆などの食品用に限っても25％で、ほとんどは輸入にたよっている状態ですが、もっとも多い輸入先はアメリカ。アメリカの大豆の種はほとんどが、遺伝子組み換え最大手モンサント社のものです。これは、ラウンドアップという除草剤への耐性を持った大豆で、大規模農業が主流のアメリカの農家にとってこの組み換えは「必須」の技術となっています。

遺伝子組み換え食品についてその安全性が疑問視されていることはご存知のとおりで、現在、日本では食品衛生法およびＪＡＳ法によって、「遺伝子組み換え食品」である場合はそれを表示する義務があり、大豆製品としては、納豆、豆腐、味噌、豆乳なども同様です。ただし、遺伝子を組み替えた大豆が5％以下の場合は表示義務がなく、「遺伝子組み換え大豆は使っていません」と表示されていても、含有量がゼロとは限らない、ということは知っておいたほうがいいと思います。ちなみにヨーロッパの場合、この基準は日本より厳しく、0・9％以下にしか適用されません。

ちなみに、同じ大豆を使った醤油や大豆油については、遺伝子組み換え大豆を原材料としていても、その「表示義務」はありません。表示義務があるのは「加工工程で組み替えたDNA、またはこれによって生成したタンパク質が残存する」食品が対象で、醤油などはこれにあてはまらない、とされているからです。農水省の「言い分」では、遺伝子組み換えの大豆が原料でも、そのタンパク質はアミノ酸にまで分解されているから、表示義務はない、ということです。

遺伝子組換え小麦を使うビール、トウモロコシを使うコーンフレークも、醤油と同じように、表示義務はありません。

「遺伝子組み換え食品」と表示されていなくても、私たちが日常的に、非常に多くの遺伝子組み換え食品を口にしていることは、まぎれもないない事実です。

大豆の絞りカスと添加物から作られる味噌や醤油

納豆と同じように大豆から作られる代表的な発酵食品、味噌も残念ながら、いま売られているものの多くが「昔ながら」のものとは似て非なるものです。

スーパーなどの店頭に行くと実にさまざまな味噌がパックに入って並んでいますが、きっちりと密閉され、プラスチックのカップに入ったものには、脱酸素剤の袋も入っています。昔の店頭とは違って非常に衛生的ではありますが、肝心の味噌もまた、一部のものは昔のものとはだいぶ違ってきています。カップに入れて密閉することが悪いのではありません。もともと味噌は日持ちのする食品ですが、菌が生きている以上、発酵はどんどん進んでいきます。「ここが食べごろ」というところで加熱し、密閉することで発酵を止めているから、遠く離れた店の棚に何日も並べておくことができるのです。菌は死んでしまいますが、それによって味噌が人の体におよぼす健康効果が損なわれるというものではありません。

問題は中身で、さきほど書いたとおり遺伝子組換えの原料が混在している可能性があるという点も無視はできませんが、その製法です。味噌は、本来大豆と米と塩だけで作られるのですが、現在味噌の原料には、多くの場合、「脱脂大豆」というものが使われています。これは大豆から大豆油を絞ったもので、いわば「搾りかす」のようなものです。油脂が分離されたものは腐敗が進みやすくなります。それを押さえるために添加物が加えられているケースが非常に多いのです。しかも酵母菌も、場合によっては納豆菌同様、通常よりも短期間で発酵させるため人工的に培養されたものである可能性があります。本来ならば最低でも半年、1年と熟成させて作る味噌を、強制的に数ヶ月で作ってしまうために、こうした人工的な酵母を使い、さらには酵素剤を加えることもあるのです。

店頭で売られている安価な味噌については、ほとんどが「本物の味噌」「本物の発酵食品」とは言えないでしょう。

スーパーのものがすべて「にせもの」とは言いません。最近では、こうした安価なものと並べて、価格は高いけれど昔ながらの製法できちんと時間をかけて作られたものを置いている店もあります。価格はひとつの目安にはなりますが「いくら以上のものなら本物です」とは言い切れないのが現状です。少なくとも、米味噌であれば、原材料名表示のところに米、大豆、塩しか書いていないものを選びましょう。

醤油についても、納豆や味噌と同じことがいえます。大豆と麦と塩をつかって1年も熟成させる製法をとっているメーカーはごくわずか。味噌同様、大豆の搾りカスに、アミノ酸溶液、カラメル色素や香料を加えて、作られることが多いのです。こうして作られた醤油は当然腐敗もはやく、そこに保存料も添加されます。もはや「発酵」などほとんどしていないわけで、こうした醤油は発酵食品でもなければ、もはや醤油でさえない、と私は思っています。

確かなメーカーから直接買うか、手作りが確実

おすすめは、ネットなどで、直販を行っている小さな味噌蔵、醤油蔵、天然の納豆菌を使って作っているメーカーを探して取り寄せることです。

また、味噌や納豆は、時間をかければ手作りすることも可能です。国産の、間違いなく遺伝子組換えではない大豆を買って、米麹と塩を用意すればいいのです。最近では、

地方の小さな味噌蔵などでも、手作り用にこれらの材料を「手作りキット」風にして販売しているところが増えています。情報過多の時代とは言われますが、こうした有益な情報もインターネットで入手できるようになっていますから、積極的に調べ「これなら」と納得したものを利用してみてはどうでしょうか。

偽物を食べたからといって、いきなり病気になるワケではありません。けれど、こうした工業的に作られたものを数十年にわたって食べ続けたとき、体にどんな影響が出るのか。その安全性については誰も保証してくれません。

もし体のために良かれと思って食べるのであれば、少し高くてもそこに「投資」することも大切なことではないでしょうか。

これが正解！
KIYO'S アドバイス

納豆や味噌などの発酵食品は腸内環境を整える手助けをしてくれますが、納豆菌や麹などは遺伝子操作によって人為的に作られたものが多く、すべてが昔ながらの健康食品とは言い切れません。自ら情報を集め、信頼できる店から取り寄せたり、手作りするという選択肢もあります。

7

「ダイエットのために、食事の回数を減らしている」

食事の回数を減らすと消化器官は退化する

「朝食/食べない　ランチ/市販のカップスープ　夕食/寿司」

ダイエット中の女子大生の1日の食事だそうです。これを知ったとき、愕然としました。将来、母親になる女子大生の食生活がこんな悲惨な状況でいいのか？　日本の栄養教育はいったいどうなっているんだ？　私は憤りさえ感じました。

みなさんの周りにも、ダイエット中だからといって、食事制限をしている人がいるでしょう。

なぜ、こういう愚かなことに一生懸命になるのか？　それは、世の中には「ダイエット成功の秘訣はカロリーをとりすぎないこと」という、とんでもない常識がはびこっているからです。カロリー自体に意味があるかどうかは次項で論じるとして、専門の栄養士さんでない限り、カロリー計算なんてできないし面倒。そうするとどうするか……？

「じゃ、食事を抜けばいい」ということになるわけです。

たしかに、食事を抜けばトータルのカロリーは減りますから、ある意味、本人は達成感があるでしょう。ところが、食事を抜くことが常習化すると、体内では取り返しのつかない事態が起きてしまうのです。

口から入った食べものは、消化、分解、吸収、代謝、排泄という一連の工程を経て、私たちの栄養になっていきます。このシステムは、適正に各種栄養素がとり続けられているかぎり成立します。ところが、食事を抜いたり、入ってくる食べものに偏りが生じたりすると、この一連の工程にかかわっている器官は、どんどん退化していってしまうのです。そして、いったん機能が衰えてしまった消化器官は、そう簡単に元の状態に回復しません。

断食をした後に、いきなり普通の食事を開始して亡くなった人がいるという話を聞いたことがありませんか？　これは極端な例としても、これに近いことが、食事を抜くことによって起きているということを覚えておいてください。

体重を減らしたいからといって、食事の量を減らしてはいけません。見直すべきは食事の質です。

カロリー計算はまったく無意味

ダイエットとセットになって必ず持ち出されるのがカロリーですが、私はそもそも、食品のカロリーに意味はないと思っています。

食品のカロリーは、どのように測定されているかご存じでしょうか？　簡単にご説明しましょう。

まず食品に含まれている糖質、タンパク質、脂質を分析して重量を測ります。これに、糖質、タンパク質、脂質それぞれを燃やしたときに発生する1グラム当たりのカロリー（熱量）をかけ、全体の合計値を出します。簡単に言ってしまうと、食品のカロリーというのは、食品をただ燃やしたときに発生する熱量のこと。そこには、体内でどのように消化・吸収されているかなどということは、いっさい加味されていません。

だから、仮に、おにぎりのカロリーが200キロカロリーだったとして、体内に入ってからも200キロカロリーのエネルギーが生まれるかというと、そんなことはないのです。また、人によっても消化能力は違うわけですから、同じおにぎりを食べても、A

さんとBさんでは発生するエネルギーは当然ながら違います。

カロリーに翻弄されることがいかに無意味か、おわかりですね?

もうひとつ、「カロリーの内容」についての問題があります。糖質とひと言で言っても、ブドウ糖もあれば果糖もある。ところが、カロリーを計算するときは、種類が違っても、ひとくくりにされます。たとえば、油脂1グラムの熱量はすべて9キロカロリーとされていますから、有害なトランス脂肪酸もバターなどの飽和脂肪酸も、必須脂肪酸のオメガ3の不飽和脂肪酸も、同じグラム数ならカロリーは同じになります。

こんな稚拙な考え方でいいのでしょうか? カロリーに気をとられていると、本当に大事なことが見えなくなってしまう危険性があるのです。

食べないのに太るカラクリ

ダイエット中の人から「食事を減らしてがんばっているのに、ちっともやせない」という嘆きを聞くことがあります。これもじつは、カロリー計算の落とし穴。

ダイエット法を提唱する人の中には、摂取カロリーが消費カロリーよりも少なければそれでいいという人がいます。ところが、人間の体は算数の答えを出すように単純にはできていません。

人間はたとえ寝ていても呼吸はしているし、内臓は活動し体温を保つために熱をつくってもいます。つまり、常に基礎代謝が行われていて、一定量のカロリーは消費されているのです。

食事を制限するあまり、摂取カロリーがこの基礎代謝に必要なカロリーを下まわってしまうことがあります。そうすると、体は飢餓状態になったと勝手に判断し、そのための体制を整えようとします。いわゆる飢餓スイッチですね。このスイッチが入ると、いつまで続くかわからない飢餓状態に備えて、体は入ってきた食べものを蓄えようとするわけです。

人類は、これまで幾度となく、飢餓の危険にさらされてきました。２０１０年４月には、アイスランドで火山が噴火し、ヨーロッパでは農作物に大変な被害が出ました。これが、数百年前、数千年前に起きていたら大飢饉です。今でこそ、さまざまな技術の進歩によって飢饉を回避できる状況になりましたが、人間の遺伝子レベルは現代モードにはなっていません。入ってくるカロリーが少なくなると、飢餓と錯覚し、炭水化物をすみやかに皮下脂肪につくり変えて蓄えようとします。その結果、食べないのにやせない！　カロリーを抑えているつもりが、逆に肥満を招いてしまうことになるのです。

世の中には、不健康な方法で体重を減らした人の成功例が次々と紹介されています。しかし、だからといってすべての人に当てはまるかというと、そうでない場合がある。みなさんの中にも、身に覚えのある方はいらっしゃると思います。同じ方法でも、人によっては体重が落ちない場合があるということを。

それは個人の体質などの遺伝的要素が複雑にからんでいるからです。また、これまでの食事内容、つまり食歴も深くかかわっています。食歴が違えば当然、細胞のでき方も違うため、同じものを同じように食べても、体にもたらされる影響や変化は違います。すぐにダイエット情報に飛びついたり、情報に振りまわされるのを、そろそろやめにしませんか？

ダイエット＝ウエイトロスにあらず

ところで、この章の中でさんざんダイエットという言葉を使ってきましたが、そもそもダイエットというのは、やせるための食事や方法をさす言葉ではありません。本来は健康的な食事のことを言います。ところがいつの日からか、やせるための方法全般をダイエットというようになり、今では、ほとんどの人は、ダイエットとウエイトロスを完全に混同しています。体重を落とすことだけを目的にしたりんごやキャベツ、納豆ダイエットは、本来のダイエットではなく、ウエイトロスのための食事法です。

私が提唱するダイエット、つまり健康的な食事をとるようにすれば、その人の適正な体重に落ち着いていきます。

現在よりももう少しスリムな体形が本来のその人の体形であれば、自然に体重は落ちていくでしょう。逆に、体重が落ちない人がいるかもしれません。それは、現在の体形（体重）が、その人本来のあるべき姿だからです、その人本来というのは、健康で体の機能がフル稼働し、美しく輝いている状態を言います。

この本の中で紹介している食事のあり方は、どれもダイエットの基本です。巻末に1週間のプログラムを紹介しました。ハードルが高いところもあるかもしれませんが、まずは、素直に試してみていただきたい。きっと、今までとは違うあなたを実感できるはずですから。

これが正解！
KIYO'S アドバイス

無意味なカロリー計算にこだわって食事の回数を極端に制限すると、飢餓スイッチが入って、食べていないのに太ってしまいます。本当の意味でのダイエットの近道は、食事を抜くことではなく、私がこの本の中で勧める食生活を実践することです。

8

「高齢者はもっと肉を食べれば長生きできる」

疲れたときに肉を食べればもっと疲れる

最近「肉ブーム」です。安価で手軽にステーキが食べられる店のチェーン店も増え、あちこちに「肉バル」なんて店が増え、さらには「ブランド肉」や「熟成肉」「ジビエ」などが話題になっています。唐揚げ専門店まで急増しているそうですね。

ちょっと前まで「肉をガッツリ」は男性のセリフでしたが、最近は女性も「炭水化物を控えれば肉はいくら食べてもだいじょうぶ」なんて言って、かなり勢いよく召し上がっているようです。

「疲れたときに肉を食べると元気が出る」と感じる方は多いかもしれないけれど、それは正直「思い込み」です。

疲れたときの体とは、代謝酵素が不足しているとき。消化能力自体も落ちているのですから、補うべきは酵素です。それなのに、そこに消化されにくい肉を食べるのはかえって疲労感を増すだけなのです。人間は動物性タンパク質も分解できる雑食動物ではありますが、植物性タンパク質のほうがずっと負担なく分解できる生き物です。疲れているときに消化しにくい動物性タンパク質をとれば、ただでさえ減っている酵素がさらに使われ、エネルギー生産に関わる酵素がその分減っていく。つまりもっと疲れるということになります。

実際、いまやトップアスリートの多くも、肉食より草食を取り入れています。未消化の肉は腸内で腐敗し、肝臓・腎臓に大きな負担をかけ、体内ミネラルやビタミンもよけいに消費してしまうことがわかったため、激しい運動で活性酸素を一般人以上に発生させるアスリートなら、なおさら日常の生活では体への負担を減らしたほうがいい、という理由です。

それがなぜ、近年これほど「肉」「肉」と言われるようになったのか、落ち着いて現実を見れば結局は「ビジネス」です。アメリカなどの「もっと日本に肉を輸出したい」という思惑と、国内の畜産業者、さらに穀物飼料を作っている人たちの圧力に、飲食店やメディアが「乗った」というだけのこと。

肉食が増え始めたのは1991年、牛肉の輸入自由化以降のことにすぎません。そもそも、数十年前、日本人はそれほど肉など食べていませんでしたが、今以上に健康な人が多かったはずです。

近年、健康長寿のためには高齢者も肉を食べるべきだ、と主張する人も増えてきましたが、高齢者も魚より肉をたくさん食べればそれでいい、というような考え方はおかしいと思います。

２０１７年に１０５歳で亡くなった医師の日野原重明さんは、晩年までよく肉を召し上がったと言いますが、魚も野菜もご飯も発酵食品もバランスよく食べ、オーガニックにこだわり、油も非常に良質のものを選んでおられたと聞きます。

１０１歳で亡くなられ、１００歳まで現役のスキーヤーだった三浦敬三さんも、「肉を食べていた」という部分がよく取り上げられますが、もちろん肉ばかり食べていたわけではありません。非常に合理的なバランスのとれた食事と運動を続けておられました。

しかも、おそらくおふたりは肉を消化する強い消化酵素を持っている数少ない日本人だったのだと思います。通常の消化酵素を持つ人は、「肉」にこだわりすぎるとむしろ危険です。

赤身の肉ならヘルシーというわけじゃない

肉の安全性についても言及しておきましょう。

現在、我が国で流通している肉、その多くが「病気」です。食肉として流通する牛や豚は、と畜場法にもとづき、と殺場での処理、解体を行う際にすべての個体が検査されることになっています。その上で病気を持ったものは、そのていどによって「全部廃棄」「一部廃棄」が決められるのです。平成25年度に全国でと殺された牛は約110万頭、豚は約1640万頭です。そのうち全部廃棄されたものは牛が約9500頭、豚は約1万8000頭ですが、「一部廃棄」つまり、病変がみつかった内臓などを取り除いて、それ以外の部位が食肉となったものは、牛は約72万4000頭で全体の67％、豚は約1020万頭で全体の62％です。（「食肉検査等情報還元調査」平成27年・厚生労働省）

つまり国内で食肉用に育てられた牛・豚の6割以上がなんらかの病気を持っていることになります。病変部位が取り除いてあるとは言っても、気持ちのいいものではありません。「赤身ならヘルシー」とばかりは言えないことはおわかりでしょう。カロリーが多少低いからといって「安心」するのは間違いです。

牛については近年、牛白血病（ウィルス性の地方病性白血病＝ＥＢＬ）の急増も問題になっています。と畜場で発見された場合、牛白血病は全部廃棄の対象になりますが、それ以前に発見されたものも届出義務があり、その数は年々上昇、平成19年に８３８頭だったものが平成25年には２３１０頭に増えています。（「牛白血病に関する衛生対策ガイドライン」平成27年・農林水産省）

牛はそもそも草食動物ですが、食肉用、搾乳用の牛はほとんどがトウモロコシ、大豆といった穀物が非常に多く含まれたエサで育てられています。牛は穀物を与えると喜んで食べ、生育も早くなり、乳量も増えます。しかも草よりも入手しやすく、価格も安いのです。

けれど牛の消化管は穀物を大量に食べられるようにはできていませんから、当然内臓疾患が多発することになります。草食動物を穀物で育てるのは、例えば人間をラードだけで育てるようなもので、具合が悪くなって当然です。炎症も感染も起きやすくなります。そこで、予防のため、治療のため、と抗生物質がどんどん増えていくことになるわけです。抗生物質の使い過ぎが体に悪いことは、人間でも牛でも同じこと。多くの化学物質が体に入れれば、肝臓や腎臓に大きな負担がかかるのは当然で、牛の検査前に人工透析を行って見かけの「元気」を取り戻させることもあると言われています。

しかも牛や豚のエサには生育を早くするため、成長促進ホルモン剤が入っています。南米ではとくに多いといいますが、日本でも使っています。

畜産業者はなるべく手間を減らして、なるべく早く出荷したいと考えます。早く育ってくれればそれだけ餌代も少なくてすむのですから当然のことでしょう。その結果、穀物飼料をたくさん与え、成長を早めるホルモン剤を与え、病気にならないように抗生物質を投与する。その結果として、動物の健康は大きく損なわれているということです。

牛白血病の増加も、と畜場で「全部廃棄」「一部廃棄」となる6割以上の牛や豚が病気を持っているのも、こうした飼育方法を考えれば当然のことなのではないか、と思うのです。全部・一部廃棄にならなかった牛や豚も、そのほとんどが抗生物質などで体は弱りきっているでしょう。

もちろん病気のある牛や豚を食べたからといって、人間がいきなりコロっと死ぬようなことはありません。しかし、何十年か先のことはわからない。そうしたリクスを理解した上で、食べるか、食べないか、は消費者一人ひとりが自身で判断するしかないのです。

なお、「脂身が甘くておいしい」「モツ鍋はヘルシー」と思っている方、保存料や添加物など肝臓で分解できないものは、内臓や脂肪などの部位にたまりやすいことも知っておいてください。

動物性タンパク質はあくまでも補足

できるだけ肉食をやめたほうがいいというのが、私の結論です。ただし、ときどき食べるのはいいと思っています。それは、体内でアミノ酸がどのような使われ方をしているのかわからず、植物性タンパク質だけではアミノ酸バランスがくずれてしまうことがまれにあるからです。

タンパク質は数種類のアミノ酸から合成されますが、合成できるタンパク質の量はその中のアミノ酸の低いほうのレベルで決まります。したがって、あるアミノ酸が少ないとそれに見合った分しかタンパク質が合成されませんから、場合によってはタンパク質が不足することがあります。それを避けるために、少量の動物性タンパク質を補って、アミノ酸の欠落を防いでおこうというわけです。

しかし、動物性のタンパク質をとりすぎると、アミノ酸全部の値が上がりすぎてしまって、害になります。だから、ベースは植物性タンパク質にし、どうしても欠落するアミノ酸の予備のため、少量の動物性タンパク質を補うというのが賢い食べ方と言えるでしょう。

これが正解！
KIYO'S アドバイス

動物性タンパク質を肉から少量おぎなうのは良いことですが、消化には大きな負担がかかります。疲れたときに食べれると、不足した酵素はさらにへり代謝に使われる分が減少し、疲れが増すだけ。高齢者はなおさらです。抗生剤漬けの豚や牛の現状も知って肉食重視の生活は避けましょう。

9

「塩分のとりすぎに気をつけている」

高血圧の原因は、塩化ナトリウムであって「塩」にあらず

減塩醤油、減塩味噌、低塩の梅干しや漬けもの、佃煮……。

どれも日本の伝統的な保存食ですが、今では塩の使用を控えてあるために冷蔵ケースに入って売られています。味噌を減塩にしたからといって、ほかで塩をとっていたら意味がありませんし、塩を控えて保存性が悪くなった分、保存料が使われていることも考えられます。

世の中、とにかく「健康のためには塩を減らすこと！」が金科玉条のように言われていますが、塩を目の敵にして、なんでもかんでも塩を減らせばいいのでしょうか？　塩は、体内で重要な役割を果たしています。ストイックに減塩すればいいというものではありません。

塩が健康によくないと言われるようになったのは、疫学調査により、食塩摂取量の多い東北地方で高血圧症患者の割合が高いということがわかったからです。塩を高血圧の原因とする説には、賛否両論あって、体質によって塩をため込みやすい人とそうでない

人がいるなど遺伝的要素が関連しているため、平均値ではなく個人レベルで調べる必要があると異議を唱える学者もいます。

私は、塩が高血圧の原因になったひとつに、精製塩があると思っています。精製塩の裏の表示を見ると、塩化ナトリウム99％以上と書かれています。精製塩が出てくる以前の塩には、塩化ナトリウムのほかに硫酸カルシウム、硫酸マグネシウム、塩化マグネシウム、塩化カリウムといったほかのミネラル類が、約5～10％含まれていました。この違いが、健康に悪影響を及ぼすことになったのです。

塩をとりすぎると、なぜ高血圧になりやすいかについて、ご説明しましょう。

塩化ナトリウムは、ナトリウムと塩素が結びついた化合物ですが、体内に入ると、それぞれナトリウムイオンと塩素イオンに分かれます。塩素イオンは、ほかのものとくっついて体外に排出されますが、問題なのは体内に残ってしまうナトリウム。

ナトリウムには、筋肉を硬直させるという性質があります。筋肉というと、上腕二頭筋や太ももの前面にある大腿筋などを想像されると思いますが、血管も筋肉です。つまり、塩化ナトリウムをとりすぎると、血管の柔軟性が失われてかたくなってしまう。そのかたくなった血管に血液を通そうとするのですから、高い圧力をかけなければならない。その結果、血圧が上がってしまうというわけです。

自然塩にもナトリウムはもちろん含まれていますが、マグネシウムやカルシウム、カリウムなど、ほかのミネラル類もいっしょに含まれているため体内でバランスがとれ、ナトリウムの害は出にくいようです。

精製塩と自然塩は似て非なるもの。塩とひとくくりにして危機意識を持つのは大きな間違いです。

ミネラルバランスがとれた上質な塩の重要性

日本では、有史以前から海水を利用して塩をつくっていました。

長い間、海水を塩田にまいて太陽熱で濃縮させ、最終的に釜で煮詰めるという自然な方法でつくられていました。それが、１９７１年に塩業近代化臨時措置法が成立したことによって、強制的に塩田は廃止され、かわりに導入されたのがイオン交換膜法という製塩方法です。この方法は、電気とイオン交換膜を使って工業的に塩をつくる方法で、海水からナトリウムイオンと塩素イオンだけを抽出して濃縮するため、精製塩のような塩化ナトリウムの純度が高い塩になります。

当時、ナトリウムイオンだけがとりだされることによってミネラルバランスがくずれ、体へなんらかの悪影響があるのではないかと憂える人もいました。しかし、日本の近代化、工業化の波には逆らえなかったようです。結局、それ以降、私たちが手に入れることができたのは、一部例外はありますが、「食塩」と表示された精製塩だけになってしまいました。

現在のように、さまざまな塩が所狭しと並ぶようになったのは、'97年の塩専売制度廃止以降のことです。

このころから、外国から岩塩も輸入されるようになりました。岩塩は海水から自然に水分が蒸発してできたものですが、塩化ナトリウム濃度は高めです。なぜなら、岩塩の層によってミネラルバランスは違っていて、岩塩としてとりだしているのは、ナトリウムの多い部分だからです。

岩塩と海水塩では、どちらが日本人には合いますか？　と聞かれることがあります。ヨーロッパは硬水が当たり前で、ふだんからミネラルをとる機会があります。それに比べて日本の水は軟水ですし、土にもミネラル分が少ないので、ミネラルが豊富でバランスのよい海水塩のほうをお勧めしています。

ところで、みなさんは、どんな塩をお使いでしょうか？

まだ、精製塩をお使いでしょうか？

たまに、ぬか漬けが浸かるほど醤油をかけたり、刺身にいっぱい醤油をつけたり、おひたしにさらに醤油をかけたり、天ぷらにビックリするほど塩をかける人がいます。これは明らかに〝塩依存症〟です。

本来、人間が塩味のものを好んで食べたいとき、それはミネラル不足の合図。ところが、精製塩をいくらとってもナトリウムしか入ってこないため、体は満足できない。その結果、もっと塩を――、となる。ところが、当の本人は、ミネラル不足だとは思わないから、また精製塩をとる、体は満たされない、また食べる……となるわけです。このとき、海水から自然な方法でつくった塩をとると、その欲求はおさまることがあります。

それは、体が本来欲しているミネラルが補給できたからです。

自然塩さえとっていればミネラルバランスが整う、というわけではありません。野菜や豆、海藻など、さまざまな食材からミネラルを補給することも大切です。ただ、塩をないがしろにすることはできないということを覚えておいてください。

塩は毎日使う調味料ですから、値段が安いことも大切でしょう。精製塩は、たしかに安い点は魅力です。しかし、本当に体のことを考えたら、多少高くても海水をそのまま天日で濃縮した本物の塩を選んでください。価格差の何十倍も何百倍ものメリットを、あなたにきっともたらしてくれるはずです。

塩の適量は体に聞こう

塩の話をすると、どのくらいとったらいいですか？　という質問を受けます。日本人の成人男性の1日の平均塩分摂取量は11グラムですが、２０１５年４月に改定された「日本人の食事摂取基準」の推奨値は８グラム未満、ＷＨＯの基準は日本よりずっと低い5グラム未満です。

私は数字ではなく「塩辛いと思うまでとってください」と答えるようにしています。人によって、塩に対する感受性は違いますから、自分自身の感覚で判断するのが確かです。ただし、私がこの本で紹介している理想の食事からほど遠い食生活を送っている人が、いきなり自分の感覚に従って塩をとると塩分過多になってしまいますから、気をつけてください。自分の判断に自信がない人は、まずは食生活をあらためて、体を正常に整えることが先決問題です。

我が家では漬けものをたくさんつくりますが、同じように漬けたぬか漬けでも、日によってそのままでおいしいと感じるときもあれば、醤油を少しかけたくなるときもあります。体が塩を欲しがっているからでしょう。そういうときは、がまんしないで醤油をかけて食べます。

青菜のオリーブオイルソテーをつくるときでも、いつもの塩の量ではちょっと足りないと思って塩を足すときがあります。

こうやって、自分の体に聞きながら、塩の量を決めています。

塩加減が自分の求めている味とピッタリ合ったとき、本当においしいと感じます。「うまいまずいも塩加減」とか、「いい塩梅《あんばい》」などと言いますが、塩味が料理のおいしさを決定づける重要な条件になっているということを感じます。

これが正解！
KIYO'S アドバイス

高血圧の原因になるのは、塩化ナトリウム99％以上の精製塩。ミネラルバランスがとれた自然塩なら、そのリスクは下がります。精製塩と自然塩は別ものです。健康を考えたら、毎日使う基本調味料の塩・味噌・醤油は、伝統製法で丁寧につくられた上質なものをそろえましょう。

10

「トーストには、バターより マーガリンのほうがヘルシー」

マーガリンはプラスチックと同じ!?

「マーガリンは、植物性だからバターよりも体によさそう。冷蔵庫から取り出してすぐにパンに塗れるのも便利だし……」

みなさんが、マーガリンを好んでお使いになる理由は、おおかたこんなところではないでしょうか？

たしかに、一理あると思います。なぜなら、不飽和脂肪酸が多く含まれる植物油には、血中コレステロール値を下げ、血液をサラサラにする効果のあるものがあるから。ただし、それは、あくまでも自然なままの液状の植物油について言えること。液状の植物油を無理やり固体にしたマーガリンには、その効果は期待できません。人間が手を加えたことで、効果がゼロになるどころか、マイナスになってしまっているのです。

マーガリンが、じつは恐ろしい食品であるということを、これからお話しします。

「バターはおいしいけれど、高い。もっと安くてバターに近いものはできないか」という要求から生まれたのがマーガリンです。原料として使われているのは、主に大豆油、菜種油、コーン油、パーム油、綿実油、ひまわり油などで、その中のパーム油はかつて機械油として使われていました。いずれも不飽和脂肪酸が多い植物性油脂なので常温では液状で扱いにくく、そこで開発されたのが、水素を添加してバターのような固体にするという方法です。

これは化学的に見ると、プラスチックと同じような構造式になっています。アメリカの学者たちは、マーガリンをプラスチック食品と呼んでいます。つまり、食べものではないのです。それを証明する記述が『危険な油が病気を起こしてる』（J．フィネガン博士著／今村光一訳　中央アート出版社）にありました。

それによると、皿にバターとマーガリンを入れて、窓ぎわに放置しておいたところ、バターにはカビが生えてハエやアリがたかるのに、マーガリンにはカビも生えなければ、虫が集まることもなかったというのです。

虫は、本能的にマーガリンを食べものではないと判断したのでしょうか。

私たちは、そういうものを、皮肉にも〝体によさそう〟と選んでいるのです。

マーガリンに潜む、これだけの「悪」

マーガリンの体への害について取り上げられるようになったのは、ドイツがまだ東西に分断されていたときで、西ドイツで、マーガリンを食べるようになった時期とクローン病にかかる人が増えた時期が重なるところから、トランス脂肪酸が関与しているのではないかと疑われたのが発端です。クローン病というのは、腸管壁、つまり大腸のひだの部分の細胞が壊れ、体が炎症を起こす病気で、原因不明の難病の一つです。クローン病は、食べものと接する腸管の内側の細胞で起きますが、食べものと接するということで言えば、皮膚も同様のことが考えられ、アトピー性皮膚炎にもトランス脂肪酸が関与しているのではないかと言われています。

トランス脂肪酸は、人間が持っているノーマルな消化液では分解できません。分解されなかったトランス脂肪酸は体内にとどまり、考えられないような害を引き起こします。

マーガリンはバターと違い、コレステロールの心配はないと思っていらっしゃるでしょう。ところが、工業的につくられたマーガリンは、もはや植物性油脂ではありません。

バターに含まれる飽和脂肪酸をとると、悪玉コレステロール（ＬＤＬ）が増えます。これに対して、トランス脂肪酸の場合は、ＬＤＬコレステロール値が上がるだけでなく、善玉コレステロール（ＨＤＬ）値が下がるという最悪の状態に。体にとっては、悪玉コレステロールが少なく善玉コレステロールが多いというのが望ましいバランスですが、トランス脂肪酸を含むマーガリンの場合は、その逆の状態をつくってしまうわけです。増えすぎた悪玉コレステロールは血管壁に付着して動脈硬化を引き起こし、心臓疾患のリスクを高めます。

もっと深刻なのは、トランス脂肪酸が、不飽和脂肪酸のオメガ3とオメガ6が足りないときに首を突っ込んできて、恐ろしい役割を演じてしまうことです。特にオメガ3が足りていないと何が起こるか？　3章でお話しした通り、オメガ3は細胞膜をつくる重要な脂肪酸です。このオメガ3が足りないということは、細胞膜をつくる脂肪酸が不足しているということ。そういう状況下では、オメガ3の代わりにトランス脂肪酸が使われる可能性があるのです。

細胞膜には、細胞の内部に栄養素をとり込むレセプターがあって、栄養素を必要に応じて細胞内にとり込んでいます。ところが、トランス脂肪酸でつくられた細胞膜では、このレセプターが正常に働きませんから、エネルギー源として必要な糖を細胞内にとり込めない。その結果、血液が運んできた糖はそのまま血液中に残ることになり、血糖値は上がる。つまり、糖尿病になりやすいというわけです。

厚生労働省の発表によると、日本人の5人に1人は糖尿病、またはその予備軍だそうです。日本人はもともと遺伝的に糖尿病になりやすい体質なので、アメリカ人やイタリア人に多い巨漢になる前に糖が尿に出てしまい、やせている人でも糖尿病の人が多いという特徴があります。

世界的にも糖尿病は増えていて、特に貧しい地域で顕著です。この背景には、発展途上の国々に、トランス脂肪酸を含む油や食品が大量に持ち込まれているということが考えられ、WHO(世界保健機関)の糖尿病の専門部署も、糖尿病の罹患率を上げているのはトランス脂肪酸が原因だと警告を発しています。

がんとの関係性についても報告されていますが、私は、昨今の食道がんの増加にもトランス脂肪酸が関係しているのではないかと考えています。

人間の体は精妙にできていて、分解しづらいトランス脂肪酸が胃の中に入ってくると、胃液を大量に出して一生懸命分解しようとします。そうすると、胃酸過多の状態になって酸《す》っぱいげっぷが上がってくる。胃壁は粘膜によって胃液から守られていますが、食道は守られていません。無防備な食道はどうなるか？　強酸性の胃液によって当然ながら炎症を起こしてしまいます。炎症を起こした細胞が、どんな恐ろしい細胞に変化するのかは、言うまでもないでしょう。

巷にあふれているトランス脂肪酸

トランス脂肪酸による健康被害については欧米各国では注目度が高く、ＷＨＯの「食事、運動及び健康に関する世界的な戦略」では、消費する脂肪を飽和脂肪酸から不飽和脂肪酸にかえ、トランス脂肪酸の削減を目指すと提言されています。

アメリカ、ドイツ、デンマーク、カナダ、シンガポール、韓国、オーストラリアなどの各国で、次々とトランス脂肪酸の表示義務や使用基準値を設けるなどの対策が講じられています。

２０１５年６月、アメリカ食品医薬局（ＦＤＡ）はトランス脂肪酸の食品添加を３年後の２０１８年６月以降、全廃することを発表しました。トランス脂肪酸発生源となるＰＨＯ（部分水素添加油）の使用を禁止するというものです。ＦＤＡは「この決定により冠動脈疾患を減らし、毎年数千件の命にかかわる心臓発作が防げる」としました。

日本では、トランス脂肪酸への対応が非常に遅れていて、ようやく２０１１年になってから「トランス脂肪酸の情報開示に関するガイドライン」をとりまとめて公表し、ここでようやく「トランス脂肪酸」使用時の表示法などが決められました。（「ゼロ」「フリー」などの表示をする場合は１００グラムあたりのの含有量が０・３％未満でなければならない、など）

日本の対応がここまで遅れているのは、もともと日本人の脂肪摂取量が欧米人ほど多くなかったためです。

ＷＨＯはトランス脂肪酸摂取量を「総エネルギー摂取量の１％未満」にするよう勧告していますが、これは１日１９００キロカロリーを平均として、平均的活動を行う成人の場合の上限は約2グラムということ。

日本人はもともと脂質をあまりとらないからトランス脂肪酸も総量も少ないということで高をくくっていたのでしょう。

農水省の調査から推定すると日本人が現在1日あたりに食べているトランス脂肪酸の平均量は0・92〜0・96グラム。2007年に食品安全委員会は、日本人のトランス脂肪酸摂取量は平均総エネルギーの0・3〜0・6%と報告しました（「トランス脂肪酸に関するファクトシート」より）

平均値はたしかにWHOの基準の約半分です。ところが、佐々木敏・東京大学教授が30〜60代の男女を調査した結果、かなりの割合の日本人がこのWHOの基準「1%」を超えていることがわかりました。とりわけ、30〜40歳代女性は顕著で、30代では全体の33%が、40代では38%がWHOの目標を上回っていました。今回の調査には含まれていませんでしたが、スナック菓子やファストフード漬けの10歳代、20歳代の若者では、さらに高い摂取率が予想されます。

トランス脂肪酸の摂取率が低いからといった言い逃れはできないはずなのですが、日本の政府は腰が重いし、頼りにならない。そうであれば、私たちは自衛策を考えねばなりません。そのためには、まずトランス脂肪酸を含む食品を自分の食生活から排除することです。

トランス脂肪酸は、マーガリンだけではなく、ショートニングや植物油の一部にも含まれています。原材料にこういったものが使われている食品は、食べないようにしましょう。大量生産されている市販の加工食品は一般にトランス脂肪酸が多いと思ってください。パン類、ケーキ、アイスクリーム、クッキー、スナック菓子、ファストフードのフライドチキンやフライドポテトなどの揚げもの、コーヒーフレッシュなどには特に多く含まれています。

さらに、トランス脂肪酸の害から身を守るためには、毎日の食事で、たっぷりの食物繊維をとって、コレステロール値や血糖値が上がらないようにすることも大切です。

ただ、くれぐれも気をつけていただきたいことがあります。それは、トランス脂肪酸の心配がないからといって、バターや生クリーム類をとりすぎないこと。飽和脂肪酸のとりすぎも、糖尿病や心臓疾患の引き金になるということを忘れないでください。

みなさんは、どの程度までトランス脂肪酸についてご存じでしたか？
私は、消費者が正しい情報を与えられて、その情報に基づいて自ら選択して食べるのなら、それは仕方のないことだと思っています。だって、それは、その人自身の生き方ですから。ですが、私は、家族や友人、そして大切な人には絶対に食べてはいけないと言っています。トランス脂肪酸は、ほかのところでどんなに食生活に気をつけていても、すべてを台無しにするほど有害な成分なのです。

これが正解！
KIYO'S アドバイス

マーガリンやショートニングだけではなく、ケーキ・パン・アイスクリーム、パン類、即席麺など非常に多くの食品に含まれるトランス脂肪酸は、人体に重大な悪影響をもたらします。日本では規制が遅れていますが、消費者自身で避け、体を守ることが大切です。

11

「主食のお米は、有機米や特別栽培米を買っている」

安全性だけでは不十分

日本の食料自給率の低下が社会問題になっていますが、その原因の一つに、日本人が米を食べる量が減ったことがあると言われています。今では日本人全体では、小麦の消費量が米を上回っています。

米の消費量を調べてみると、60年前は1年間に1人平均120キログラム食べていたのが、昭和40年代を境に急速に減少しはじめ、今ではその半分の60キログラムにまで落ち込んでしまいました。この60キログラムは1日当たりに換算するとご飯茶碗約2・5杯分に相当します。今から30～40年前なら、お代わりをして1食だけで2～3膳は食べていましたから、いかに食べなくなったかがわかります。

けれど、昨今は、お米の質にこだわる人が増えてきています。食べる量が減ったぶん、高い質のものを求めるようになったということでしょうか？

北海道産のゆめぴりか、ななつぼし、青森の青天の霹靂が話題になるなど、産地やブランドを重視する傾向も続いていますが、最近ではそれ以上に安全性を気にする方が増えてきているように思います。有機栽培米、減農薬・無農薬米、さらには、合鴨農法や、EM農法など独特の栽培方法でつくられたものもあります。

化学肥料として使われる硝酸態窒素は米にも野菜にも使われますが、これが残存して体内に入ると唾液とまざってニトロソアミンという物質を作り出します。ニトロソアミンはインスリンを作り出す膵臓のβ細胞に直接ダメージを与える物質です。こうした危険性を避けるために、志の高い農家は有機農法で手間をかけて安全な米を作ろうとしていますが、しかし残念ながら有機栽培と表示されているからといってすべてが「安全」とも言い切れないのが現実です。硝酸態窒素は堆肥にも含まれているのですが、十分に発酵させたときには減少します。しかしこれには非常に時間がかかります。一部の農家では急ぎ、未発酵の硝酸態窒素やアンモニアがまだ含まれたままの堆肥を使ってしまうケースもあるのです。

もちろん、そんな農家ばかりということでありません。確かに、農薬や化学肥料に頼らずに手間ひまかけて丁寧につくられたお米は、生産者の心がこもっていておいしいだけでなく、食の安全性の点でもたいへん意味のあることです。ですが、味と安全性に加えてもうひとつ、お米の栄養面についても意識を持っていただきたいのです。それは何かと言ったら、米の精製度です。

精米で失われる米の栄養分

米には、糖質やタンパク質、脂質のほかにビタミンやミネラル、食物繊維が含まれていますが、それはほとんどが胚芽の部分と糠の部分に含まれています。ところが、精米の過程でこれを削り落としてしまっているのです。

玄米と白米１００グラムについて、主なビタミンとミネラル、食物繊維の含有量を比べてみると、

■玄米　ビタミンB_1（０・４１ミリグラム）、ビタミンB_2（０・０４ミリグラム）、カリウム（２３０ミリグラム）、カルシウム（９ミリグラム）、マグネシウム（１１０ミリグラム）、リン（２９０ミリグラム）、鉄（２・１ミリグラム）、亜鉛（１・８ミリグラム）、銅（０・２７ミリグラム）、マンガン（２・０５ミリグラム）、食物繊維（３・０グラム）

■白米　ビタミンB_1（0・08ミリグラム）、ビタミンB_1（0・02ミリグラム）、カリウム（88ミリグラム）、カルシウム（5ミリグラム）、マグネシウム（23ミリグラム）、リン（94ミリグラム）、鉄（0・8ミリグラム）、亜鉛（1・4ミリグラム）、銅（0・22ミリグラム）、マンガン（0・8ミリグラム）、食物繊維（0・5グラム）

いずれの栄養成分も、白米になると多いものでは約8割も減少しています。もったいないことに、私たちはわざわざ手を加えて、せっかく持っているお米の栄養分を無駄にしてしまっているのです。

栄養面から言えば玄米で食べるのがいいのですが、玄米は、どうしてもおかずを選んでしまいます。たとえば、亜麻仁油を使ったトスド・サラダや刺身は合わないように思えます。そこで、私は、玄米に近い状態でどんなおかずにも合うお米ということで、三《さん》分《ぶ》搗《づ》き米をお勧めしています。見た目はほとんど玄米と変わりませんが、白米と同じように炊けるし、味も玄米のようなクセがありません。三分搗きのお米は、食物繊維の量は玄米の約3分の1になってしまいますが、それ以外は栄養素によって多少は減るものの、玄米並みの栄養分を持っています。そのうえ、白米と同じように炊けるわけですから、白米を食べてきた方でも、抵抗なく三分搗き米に移行できます。スーパーでは売っていませんが、米の専門店ならば精米してくれます。インターネットでも受け付けてくれるところも増えていますので探してみてください。また最近は性能のいい家庭用精米機が安価で販売されていますので、それを使うことも一手だと思います。

米は、穀物の中では優れた食品ですが、さらに、栄養を補完するために雑穀を炊き込むのもお勧めです。私が推奨するのはアマランサス。アマランサスはスーパーグレインと呼ばれるように非常に栄養価の高い雑穀で（正確には擬穀物）、ミネラル分が多く、鉄分やカルシウム、マグネシウムなどの微量元素を大量に含んでいます。直径2ミリほどの小さな粒の雑穀で、お米の1割ほどを入れて一緒に炊きます。ご飯がもっちりとした食感に仕上がり、家族や友人にも好評です。

精製度の低い米を勧める理由

なぜ、私が、精製度の低い米をお勧めするかというと、精製度の高い白いご飯やパン、うどん、砂糖などは、食後にものすごいスピードで吸収されて一気に血糖値が上がってしまうからです。体にとって血糖値が急激に上がるのは、命にかかわる一大事。膵臓からインシュリンを排出して大慌てで血糖値を下げようとします。ところが、インシュリンは微調整がきかないために一気に出てしまって、今度は逆に血糖値がドーンと下がり低血糖に陥ってしまいます。低血糖は血中にエネルギー源のブドウ糖がない状態ですから、脳も体も健全な動きができません。これが日々繰り返されたら、体も脳もズタズタになるのは、容易に想像できますね。玄米や三分搗き米の場合は、含まれる食物繊維のおかげで糖類の吸収のスピードがゆっくりになります。少しずつ吸収されれば血糖値が急激に上がることはなく、インシュリンが過剰に出ることもありません。

外食が多い方は食事の前に豆を食べてくださいとアドバイスしています。豆と言っても、甘い煮豆ではありませんよ。シンプルにゆでるか蒸しただけの何も味付けされていない豆です。これをだいたい30粒ほど、食事の前に食べてください。そうするだけで、血糖値の上昇がだいぶ抑えられますし、2章で説明したように、アミノ酸のバランスもよくなります。パックに入ったものが市販されていますので、それを利用してもいいですし、203ページで紹介しているように、休日にまとめて豆をゆでておき会社に持参するのもいいでしょう。

白い小麦粉からつくられるパンやうどん、パスタを食べるときも同様です。

「白い悪魔三兄弟」に気をつけろ！

精製度の高い白い米と白い小麦粉以上に気をつけたいのが、白い砂糖です。子どもたちがキレやすかったり、イライラしていたり、集中力がなかったり、無気力なのは、白い砂糖のとりすぎが原因ではないかと言われています。10章のマーガリン同様、白い砂糖もみなさんの食生活から排除していただきたい食品のひとつです。ちなみに私は、白い米、白い小麦粉、白い砂糖を「白い悪魔三兄弟」と名付けて摂りすぎないよう警鐘を鳴らしています。

白い砂糖の代わりにお勧めしているのが、未精製の黒糖や精製度の低い洗双《せんそう》糖、メープルシロップ、はちみつなどです。はちみつは、40℃を超えると消化できなくなって体に害をもたらすので、生で使うようにしてください。

なお、みなさん、誤解していらっしゃるといけないので断っておきますが、三温糖は精製度が低いわけではありません。薄茶色で味にコクがあるところから、白い砂糖よりもナチュラルな感じがするかもしれませんが、大きな間違い。三温糖は砂糖を精製した後の残り液からつくるもので、カラメルなどの着色料で色をつけているのです。

「料理に砂糖を使う必要はまったくない、砂糖を使って料理を完成しようというのは、少し過激な言い方をすれば、とても低俗で品がない」。これは、料理に対する私の持論です。砂糖を使った品性のない料理を発表して料理家を名乗る神経が、私には理解できません。料理に砂糖を使ってはいけない。これだけは譲らないつもりです。自分も料理に携わる人間として、砂糖を使った料理なんて料理ではない、と断言したい。

もちろん、デザートや食後に食べる煮豆用に砂糖は使いますが、その場合は精製していない砂糖を、それもごく少量使うだけです。あとは塩とのバランスと煮方でちゃんと甘みは出てくるものです。これが料理です。そういうことをいっさい何もしないで、安易に砂糖で甘みをつけようとするのは、料理の繊細さを大事にしていないから。砂糖の甘みで味をつけたものに慣れると、それが料理の味だと思うようになってしまいます。

典型的な例が肉じゃがです。どうして砂糖を入れるのか不思議です。じゃがいもと玉ねぎ、にんじんというのは、野菜としてベストな組み合わせです。野菜それぞれの味と3つの味が合わさってできたおいしさがあって、それを極限まで見定めて最終的な味にもっていくのが料理です。それを理解しないで、むやみに砂糖を入れて煮てもおいしいとは思えません。

私と同じように、こういう料理をおいしくないと感じている人は、じつはたくさんいるのではないかと思います。そう感じていない人の中には、ただ、ちゃんとつくった本当においしいものを食べたことがないから知らないだけという人も多いと思います。砂糖を入れずにきちんと出汁をとって肉じゃがをつくってみてほしい。出汁をとれば肉がなくても料理として成立します。「昆布じゃが」ですね。本当においしいものは、意外とシンプルなものであることがわかるでしょう。

穀物にしても砂糖類にしても、精製度の低いものを食べるようになると、不思議と食べすぎることがありません。ですから、ウエイトロスしたい方は健康レベルを下げることなく体重を落とすこともできます。

これが正解！
KIYO'S アドバイス

安全性はもちろんですが、米の栄養分にも目を向けてください。白いご飯は、米にもともと含まれている食物繊維やミネラル、ビタミン類などを捨てているだけでなく、糖尿病のリスクを高めることに。白米はやめて、三分搗き米を食べる習慣をつけましょう。

12

「野菜は、生で食べるよりも温野菜のほうが体にやさしい」

うまみを味わい、量をとるなら温野菜

人間は雑食なので、あらゆる栄養素をさまざまなかたちで取り入れなければなりませんから、野菜は生で食べることも加熱調理して食べることも必要です。ほとんどの野菜は生でも食べることができますが、加熱調理して食べることと生で食べることは意味が違います。

野菜を加熱することのいちばんのメリットは、かさが減ってたっぷり食べられること。たとえば、生ではとても食べられそうもない量のレタスでも、さっとゆがくなり蒸すなりすれば、こぶしほどの大きさになって、ペロリと食べることができます。

また、野菜を加熱調理することによって、ある野菜が持っている栄養素と別の野菜が持っている栄養素が化学反応を起こし、それによって単体では味わえないおいしさが新たに生まれます。これが野菜の力です。化学変化を起こしたものが体内に入ってくることがまた、体にとってプラスになるのです。

野菜料理には、オイルをうまく使ったものがたくさんあります。たとえば、ラタトゥ

イユ。切った野菜をオリーブオイルで炒めてつくりますが、野菜から出てくる水分とオイルが混ざり合って乳化という現象が起きます。この乳化した煮汁はうまみの元であり、栄養素がたっぷりと含まれています。

加熱調理した野菜を食べる意味はここにあるのです。和風の含め煮や筑前煮などの料理でも同様です。これらの料理には、野菜単体では味わえないおいしさがありますし、それぞれが持っている栄養素や調味料が混じり合って、さらに栄養効果を引き出すことができるのです。

酵素の働きに期待するなら生がいい

生野菜を食べる意味はまず、酵素の補給です。酵素は48度で失活しますから、酵素の働きに期待するならば生で食べるのが一番。酵素はどんな食材にも含まれていますが、消化を助ける働きを持つものが多いので、酵素が含まれるものを食べると本来なら10 0必要であるはずの胃腸内消化酵素が70、80で間に合うということになります。消化にまわっていた分の酵素は代謝酵素として働くことができるのです。

酵素の種類はわかっているだけでも4000種ですが、体内の酵素は加齢とともに減少し、酵素不足が老化につながります。代謝酵素のひとつネプリライシンという脳内代謝酵素は記憶力に関わるとされています。物忘れが多くなったという人は生の食品で体内に酵素を蓄えておきましょう。食事全体の2割は酵素を含む生の食べ物にするのが理想です。野菜1割、果物1割がベストです。

生で食べにくければ、ジュースなどにしましょう。ただし市販のジュースは加熱殺菌されているため酵素の働きには期待できません。自宅のミキサーで作るのが一番です。

新鮮な葉野菜を手にいれたときは、ぜひオイルとお酢だけでできるトスド・サラダをつくってみてください。塩・こしょうなどは、体調や好みで加えてください。

お好みの葉野菜（レタス、ベビーリーフ、エンダイブ、ルッコラなど）を洗って水けをしっかり切り、適当な大きさにちぎってボウルに入れます。亜麻仁油や、亜麻仁油とオリーブオイルをブレンドしたものをかけて、オイルでコーティングするようにざっくり混ぜたら、次にお酢をかけて、もう一度軽く混ぜ合わせてできあがりです。

カット野菜は薬品漬け

くれぐれも生野菜をビニール袋に入れられた市販の「カット野菜」で間に合わせないこと。あの中身は野菜とはかけ離れたものだと思ってください。たとえ野菜不足のときでも、食べないほうがましと断言します。

カット野菜はどこかの工場でつくられたものが、何時間かかけてお店に運ばれてきたものです。そして、さらに売り場に並べられて何時間か経ったものです。

自分の家で同じように野菜をカットして、プラスチックの容器に入れて実験してみてください。時間が経つにつれ、色は変わりしんなりして、夏場なら変なにおいもしてきます。これが野菜の自然な姿です。しかし、スーパーやコンビニのカット野菜は、いつも青々としてみずみずしい姿で並んでいます。どうしてそんなことが可能なのでしょう？

カット野菜は、野菜を切った後、次亜塩素酸ナトリウムという消毒液などに漬けて殺菌します。そのにおいを消すために何度も水で洗浄します。野菜に含まれている栄養素は水溶性のものが多いですから、殺菌剤液に漬けたり洗浄したりする間に流れ出てしまい、ろくに残っていません。あえて言えば食物繊維くらいでしょうか。そんな野菜を、お金を払ってまで食べる意味があるでしょうか？

次亜塩素酸ナトリウムが残留したままの野菜が胃の中に入ると、酸性の胃酸と反応して塩素ガスが発生します。これが発がん性物質になるとも言われているのです。製造者は、殺菌剤として使った次亜塩素酸ナトリウムや塩素は洗うから残っていないと言うでしょう。しかし、野菜の切断面から中にしみ込んだものもあって、本当に全部洗い落とせているのかどうか、私は不安です。

また、洗浄を繰り返した野菜は栄養素もなくなり、味も薄くなってしまっています。それをなんとかおいしく食べようとするために、ドレッシングが付いているのです。これがまた問題。保存料や化学調味料などの添加物が大量に使われています。添加物それぞれは、単体なら安全だとされているものですが、体内に入ったときにどのように変化するか、また、他の添加物と反応してどんな影響をもたらすか、確かなことは誰にも言えないのです。

野菜からとれる栄養分

厚生労働省では、毎日350～400グラムの野菜を食べることを推奨しています。しかし、1日に食べられる食事全体の量には個人差がありますので、私は、具体的な重量ではなく、食事全体を10としたとき、その4割を野菜が占める食生活を心がけましょうと提案しています。穀物が全体の3割を占めますから、主食と野菜だけで、食事全体の7割にも及びます。なぜ、こんなに野菜をとることを勧めるかというと、ふたつの理由があります。

まずひとつ目は、野菜は生命活動に欠かせないビタミンやミネラル類の宝庫だからです。カロリーが低くてビタミンやミネラルが多く、さらに、食物繊維が豊富に含まれているのは野菜だけです。

ふたつ目は、植物性食品にしか含まれていないファイトケミカルをとるため。みなさんご存じのポリフェノールやリコペン、ルチンなどは、すべてファイトケミカルの一種です。ファイトケミカルは、ビタミンやミネラルのように体に必須というわけではありませんが、抗酸化作用や解毒作用、がん予防、生活習慣病予防などの作用があるため、健康維持には欠かせません。ファイトケミカルは、リコペンはトマト、アントシアニンはなす、硫化アリルはねぎに多い、というように、成分によって含まれる野菜がある程度限られてくるので、根菜類から葉野菜、果菜まで、野菜を網羅的に食べることが大切となります。

これが正解！
KIYO'S アドバイス

温野菜はかさが減ってたくさん食べられますが、酵素が失われてしまうので野菜は生で食べることも必要です。酵素には脳の働きに影響を及ぼすものもあるので、体内の酵素が減る中高年の人ほど毎日、生の食品を食べましょう。ただし、「カット野菜」は食べないほうがマシです。

13

「水道水は体によくないから、
ペットボトルの水を飲む」

ペットボトルの水には危険なものがある

私たち人間の体の60～70％は、水でできています。水は、食べものの消化・吸収・代謝、栄養素の運搬、老廃物の排出、さらには体温調節といった重要な働きをしています。ですから、私たちは、常に水分を補給し続けなければなりません。

1日にどれくらいの水を飲んだらいいかについては、1リットルとも2リットルとも言われていますが、私は飲みたいだけ飲んでいいと思っています。飲みたいだけというのは、唇が乾いていない状態のこと。唇が少しでも乾いたら、水分が足りていないと思ってください。2リットル飲まなければいけないから飲むのではなく、必要な水の量は、自分の体で確かめてほしいのです。

「水を飲むとやせる」、「デトックス（解毒）効果がある」など、水に関しては、その効果がいろいろ言われているからでしょう。オフィスでも外出時でも、ペットボトル入りの水を携帯している人を見かけます。喉が渇いたとき、缶コーヒーやジュースを飲むよりはいいかもしれませんが、私は、ペットボトルの水を飲むことをお勧めしません。なぜなら、ペットボトルの水のほとんどは殺菌のために加熱処理がされていて、水が本来持っている性質が変わってしまっているから。もちろん、ペットボトルの水の中にも、非加熱処理のものがありますが、その割合はわずかです。

私が考える水は、あくまでも加熱処理されていない水、つまり「活きた水」です。活きた水というのは、山に雨が降って地面にしみ込み、土や岩盤で濾過されて清水となって地表に流れ出てきた水です。そのときに、山の土壌に含まれるさまざまなミネラルやそのほかの成分などが溶出し、活きた水として意味を持ってくるわけです。ところが、加熱処理をしてしまうと、ミネラルは消失しませんが水本来の性質が変わり、活きた水ではなくなってしまうのです。

さらにもうひとつ、ペットボトルの水をお勧めしない理由があります。それは、加熱処理をしてボトリングするときにキャップの部分が高温になり、発がん性物質が発生するおそれがあると言われているから。私が信頼している安全な水をつくっているメーカーの方からお聞きしましたが、これに関して、残念ながら詳細は公表されていません。私は、実態がわからなければ、自分で選ばないことにしています。

では、何を飲んだらいいか？

近くに、きれいな湧き水や井戸水がある方は、それが理想です。ただし、湧き水の中にも、長年にわたって使われてきた農薬や化学肥料の成分が含まれているものがありま す。森林の中の湧き水でも、安心はできません。除草剤や雨の中に不純物が混ざっている可能性もあります。

昔から飲まれている湧き水や井戸水でも、一度は検査したほうがいいでしょう。特に重金属類が検出されたら危険なので、絶対に飲まないでください。この点だけはご注意申し上げます。

では、どんな水を飲めばいいのか？

都市に住む人にとって、今選択できる最良の水は、性能に優れた浄水器を通した水道水だと思います。浄水器を通さない水道水は、私はお勧めしません。

水道水を殺菌するためには塩素が使われていますが、その濃度は水道法によって、蛇口から出たときに0・1ppm以上であることと定められています。水道の水を飲んだとき、たまに「あれ、塩素臭い？」と感じるときがあると思いますが、それはある意味〝水道法に適《かな》った安全な水〟だという証拠です。0・1ppmというのは、1リットルの水の中に0・1ミリグラムの塩素が入っている計算になりますから、結構な量になると言えるでしょう。

東京や大阪、福岡などの大都市圏では、水道水の残留塩素が1・0〜1・5ppm。地方都市で約0・4ppm。

いずれも水道法の基準値以上ですから、法律的には合格なのでしょうが、健康のことを考えたら、ここまで高濃度にする必要があるとは思えません。

ちなみにヨーロッパでは、基準値が0・1ppm以下。原水の地下水自体が日本よりもきれいなので殺菌剤の使用量が少なくて済むというのも背景にありますが、根本的に日本とは考え方が違うのです。

日本は、いわゆるお役所仕事になってしまっていて、何か問題が起きておとがめにあうといけないという考えから、こういう基準値の設定になっているのかもしれません。

人間の健康を優先して考えているようには思えないところが悲しいですね。

私は塩素濃度が0・1ppmでも悪影響があると思っています。ご自分の健康のために、浄水器は、必ず塩素が除去できるものをお使いください。

水ぶくれする野菜たち

飲み水としてとったものだけが、体内で水として働くわけではありません。野菜や果物などに含まれる水分も、私たちの体にとっては立派な、いや、むしろ飲み水以上に優れた水と言えます。

農薬や化学肥料をかけずに自然な状態で育った野菜に含まれる水分は、滋味にあふれ、とてつもなくうまいです。夏の夕方、ピーマンをもいでがりっとかじってみる。滴《したた》るように口の中に水分が広がります。トマトにかぶりつくと、ジュワッと水があふれるように出てきます。

ところが不思議なことに、大量の化学肥料や農薬で育った野菜にかぶりつくと、そういう水の出方はしません。水分はたっぷりなのですが、組織にしまりがない。それはなぜかというと、野菜は農薬や化学肥料の毒性を感じとり、それを薄めるために必要以上に土の中から水分を吸い上げようとするから。その結果、変に水っぽくて栄養素の少ない野菜ができてしまうのです。

最近の野菜は昔に比べて味は薄いし栄養価も下がったと言われますが、このことも一因になっているのではないでしょうか。こういう野菜や果物の水分は、ほとんどが自らの生命を守るために毒物を薄めている水分ですから、本当の意味での果物や野菜の水分とは呼べません。

あなたも一度、無農薬で健康的に育てている野菜畑に行って、なすやきゅうりをもいでみてください。2つに割ってみると水が出てきます。その水を飲んでみてほしい。なすならなすの、きゅうりならきゅうりのなんとも言えないおいしさがあります。命をいただいている、という気持ちになれるはずです。

体内の水は、生命活動のすべてにかかわっている大切な成分です。私たちは、水分を、飲み水と食べものの両方から補給しています。ですから、飲み水だけでなく、食材そのものの質にもこだわるようにしてください。そうすることで、体の状態は明らかに変わります。なぜなら、みなさんが口に入れた水も食べものもすべて、みなさんの体をつくるもとになっているのですから。

これが正解！
KIYO'S アドバイス

ほとんどのペットボトルの水は加熱殺菌をされる過程で発がん性物質が発生する危険性があります。ただし、非加熱処理のものなら大丈夫です。ただ、あまり出まわっていないので、現実問題として、私がお勧めしているのは、塩素を確実に除去できる浄水器を通した水道水です。

14

「スポーツドリンクでこまめに水分補給をしている」

清涼飲料水は、濃い砂糖水

まず最初にお伝えしなくてはならないのは、残念ながら、スポーツドリンクもビタミン入り飲料も、品名で言えば、〝清涼飲料水〟に含まれるということです。なぜそれが残念なのかをご説明しましょう

私と一緒に仕事をする仲間には、清涼飲料水の類を飲んでいる人はいないのですが、イベントなどで、スポーツドリンクをずっと手放さない人を見かけることがあります。そのときに、日常的に飲んでいるのかどうか聞いてみると、「スポーツドリンクは、すーっと吸収されて水分が効率よく補給されそうだから、水代わりに飲んでいる」という答えが返ってきます。ビタミンCなどがプラスされたものを飲んでいる人は、おそらく「どうせ水分をとるなら、ビタミンCやアミノ酸など、何か入っているほうが一石二鳥でいいでしょ」と答えるのではないでしょうか。

スポーツドリンクは、人間の体液とほぼ同じ浸透圧になるようにつくられているので、水を飲むよりも吸収されやすいのは事実です。また、ビタミンやアミノ酸などが入った

機能性飲料も、体内できちんと吸収されているかどうかはともかく、水だけではとることができない栄養成分が入っているのも事実です。ところが、そのメリットを差し引いても、十分におつりがくるくらいのダメージがあるということを、みなさんはご存じでしょうか？

ダメージのもとは何かと言ったら、大量に含まれている砂糖および甘味料です。

私たちの舌というのはアバウトですが敏感にもできていて、おいしいと感じる液体の糖分濃度は約10％なのだそうです。つまり、私たちが飲んでおいしいと感じている飲みものには、５００ミリリットルのペットボトルなら約50グラムもの砂糖が入っているということ。市販されている３グラム入りのスティックシュガーなら16～17本分に相当する量です。これだけの量の砂糖を一度に食べることはできません。ところが、酸味や香りがプラスされた清涼飲料水になってしまうと、飲めてしまうのです。

一度、グラス１杯の水にスティックシュガーを5～6本入れて飲んでみてください。その甘みの濃さに、「体に悪そう」ときっと感じると思います。それほど多量の糖分が、清涼飲料水には入っているのです。比較的甘くないと感じるスポーツドリンクでも、５

00ミリリットル中に約30グラムの糖分が入っています。飲料の表示に、炭水化物の分量が書かれていますが、これは、糖分に相当すると思ってください。

コンビニや自動販売機で手軽に買えるので、つい飲んでしまいますが、大量に飲み続けると、体の中でとんでもないことが起きているということは、スティックシュガー16～17本を一度に食べることを想像してみればわかるはずです。

飲料メーカーは、〝砂糖水〟にビタミンCやコラーゲンを入れ、付加価値のある飲料として出してきます。そして、それを飲むとまるで健康になるかのような情報を送ってきます。そこには、大量の砂糖が及ぼす悪影響のことなど微塵《みじん》も触れられていません。

断っておきますが、メーカー側は、あなたの健康を心配して、そういった商品を開発しているわけではありません。あくまでもビジネスであるということを、認識してください。この本の読者の方には、コマーシャルなどの情報に左右されず、賢い選択をしていただきたいと思います。

体と脳にダメージをもたらす清涼飲料水

ジュースやスポーツドリンク、炭酸飲料などの飲みすぎによって起こる「ペットボトル症候群」という症例が最近多く報告されています。ペットボトル症候群は俗称で、正式には「清涼飲料水（ソフトドリンク）ケトーシス」と言います。糖分の多い清涼飲料水の大量摂取が続くことによって起こる、いわば急性の糖尿病です。

清涼飲料水を水代わりにがぶがぶ飲むのが習慣になると、血糖値を下げるインシュリンの働きが追いつかず高血糖状態になります。高血糖になると喉が渇くため、また清涼飲料水を飲む。さらに高血糖が悪化する。また飲む……。これを繰り返すうちに、どんどん高血糖状態が進み、重症になると昏睡状態に陥るという恐ろしい病気です。そして、この高血糖の症状が進むと、今度はインシュリンのほうが多くなって、逆に低血糖状態になってしまいます。低血糖状態も体にとっては高血糖同様に危険なので、体内では、血糖値を上げるためにアドレナリンというホルモンが分泌されます。このホルモンは興奮状態に導くホルモンで、これが分泌されるとイライラし、怒りっぽくなって攻撃的な行動に出やすくなります。高血糖と低血糖を激しく反復するような生活を送っていると、精神的な破綻をも招いてしまい悲惨な状況になりかねません。犯罪精神医学者の福島章氏は、キレる子どもや殺人、ドメスティック・バイオレンスなどを起こす人格形成に何らかの影響があると報告しています。

インシュリンは膵臓という臓器から分泌されますが、前述のように、高血糖が続くと、インシュリンを大量に分泌するために膵臓が疲弊し正常に機能しなくなってしまいます。膵臓というのは特殊な器官で、インシュリンを血液中に直接分泌（内分泌）しているほか、リパーゼなどの消化酵素を消化器官に分泌（外分泌）しています。したがって、膵臓に負担がかかるとリパーゼが分泌されなくなる可能性があり、脂肪の消化・分解がスムーズに行われなくなることも考えられます。

清涼飲料水を大量に飲むことは、栄養分の消化・吸収にまで影響を及ぼし、ひいてはその影響が全身にまで及ぶということをお伝えしておきます。

海外でも、清涼飲料水の影響は社会問題になっていて、アメリカの公立小中学校では、2009年以降、清涼飲料の販売が一部低カロリーのものを除き禁止され、オーストラリアも一部の州で２００６年から清涼飲料の自販機による販売が禁止されました。

２０１５年からはカリフォルニア州バークリーで砂糖を使った清涼飲料に課税、ますますこの動きが拡大しています。

ときどき、ベビーカーに乗った幼い子どもが、ペットボトルに入った清涼飲料水を抱え込んで飲んでいるのを見かけますが、親は何を考えているの？　と問いたい。

清涼飲料水は、おいしいと感じるように計算されているので、いったん習慣化してしまうとなかなかやめられません。しかし、清涼飲料水の大量摂取の先に待っているのは、肥満、高血糖、低血糖、糖尿病、さらには精神的ダメージだということを肝に銘じておいてください。

水分補給にふさわしい飲みものは？

砂糖を大量にとるのが問題なら、人工甘味料を使った飲料を選べばいいですね？　と質問が来そうですが、それも体によくないという点では同じです。

人工甘味料は、砂糖とはまったく成分が異なるので、砂糖のようにいきなり血糖値を上げるというようなことはないかもしれません。しかし、安全性の面で100％保証されているかというと、疑問が残ります。

だったら、何も入っていない緑茶やコーヒー、紅茶なら大丈夫ですね？　と思われるでしょう。しかし、嗜好品としてならまだしも、純粋な水分補給という面から考えると、やはりお勧めできません。なぜなら、緑茶などに含まれるカフェインには利尿作用があるため、逆に体を〝乾かす〟ことになってしまうからです。水分は、「水」でとるようにしてほしいのです。

よく、水の硬度について聞かれるのですが、私は、日本人には軟水が合っていると答えています。ミネラルを補給するために硬水がいいと言われますが、私たちの祖先は、海の塩からミネラルをとって生きてきました。日本に生まれ育った私たちは、体のしくみが軟水向きにできています。ですから、いきなり、外国から入ってきた硬水を飲んでも、効率よくミネラル類が吸収できているとは思えません。

私がお勧めしている正しい水については、13章で書きましたから、ぜひ、参考になさってください。

これが正解！
KIYO'S アドバイス

スポーツドリンクや機能性飲料といっても、清涼飲料水はいずれも濃い砂糖水を飲んでいるだけ。ペットボトル症候群に陥って高血糖と低血糖を繰り返して体にダメージを与えるだけでなく、攻撃的な人格を形成してしまうことも。水分補給は、緑茶やコーヒーではなく「水」で。

15

「ランチには、ファストフードよりも
バランスがいい
コンビニ弁当を食べる」

コンビニ弁当は真っ黒な油でつくる工業製品

安さと手軽さから、ついつい買ってしまうファストフードやコンビニ弁当。コンビニ弁当には野菜のおかずも入っていて、ハンバーガーだけのランチよりはヘルシーだと思っていませんか？　でも、それは、なんの言い訳にもなっていませんよ。コンビニ弁当とファストフードを比較すること自体、まったく無意味なことなのです。ファストフードはもちろん、一見健康によさそうに見えるコンビニ弁当も、工業製品です。安心安全な食べものの範疇からは大いにかけ離れているということに気づいてください。

そのひとつが、油の問題です。

コンビニ弁当の主力は揚げものですが、これをつくっている現場を見たら、9割以上の人が「わかりました。もう食べるのをやめます」と言うのではないかと、私は思います。そのくらい劣悪な環境でつくられているものが多いのです。

私は百貨店でデリカテッセンをやっていたことがあるので、いろいろな百貨店の厨房を知っていますし、スーパーの裏側も見てきましたが、ある厨房では床が油でヌルヌルでした。厨房の床全体に油の飛沫が広がっているのです。それくらい高温で揚げている。これは百貨店の責任というよりは、むしろそれぞれの業者の問題です。原価をおさえようとする業者は、多くの場合冷凍食品を使うので、高温の油で揚げるほうが製造効率がいいわけです。また、高温で揚げるほうが低温で揚げたときよりもカラッと仕上がるのです。

油は高温にするほど酸化が進み、大量の過酸化脂質が発生します。過酸化脂質は体内にとり込まれるといろいろな悪さをし、体にとっては有害です。コンビニのお弁当を食べるということは、その過酸化脂質を食べているということになってしまうのです。

過酸化脂質だけではなく、トランス脂肪酸の問題もあります。

ある百貨店のイベントで出店していたカレーパンのお店の例、それは私が実際に目で見た中で、最もひどいものでした。催事は1週間ありましたが、その間、一度も揚げ油をかえなかったのです。なぜそんなことが可能かというと、ショートニングを使うから。ショートニングには、クッキーをサクサクにしたり、揚げものをカラッと仕上げたりする働きがあります。そのお店では、油が劣化してくるとショートニングを加えていたのです。それも大さじ何杯というレベルではなく、大きなヘラのようなものですくって大量に。そうすると、油が真っ黒になるまで劣化していても、表面だけはカラッと揚がり、おいしそうなカレーパンができてしまうのです。

ショートニングは液状の植物油に水素を添加して固形状にしたもので、トランス脂肪酸のかたまりです。現場でカレーパンを揚げているお店の人は、トランス脂肪酸の危険性など知りませんから、なんのためらいもなくショートニングを使ってしまいます。

コンビニ弁当もファストフードも、惣菜店の揚げものなども、同じようなつくり方をしているものが多いと思ってください。

無添加をうたっていても添加物だらけ

ご飯と具材だけでつくるおにぎりも、決して安心できません。自分でおにぎりをつくってみるとわかるのですが、おにぎりは意外と早く傷みはじめます。次の日になれば変なにおいがしはじめます。それなのに、コンビニのおにぎりは製造日の翌日でもなんの変化もありません。それが恐ろしいことだと感じてもらわないと困るのです。なんらかの添加物が使われていないかぎり、あり得ないことなのですから。

「塩飯、焼鮭ほぐし身、海苔、調味料（アミノ酸等）、酢酸ナトリウム、グリシン、グリセリン脂肪酸エステル」

これは、「保存料・合成着色料無添加」をうたっているコンビニの鮭おにぎりの表示の一例です。違法表示というわけはなく、食品衛生法の範囲内では「合法」です。

なぜ、聞いたこともない物質があれこれ入っているのに「保存料・合成着色料無添加」なのでしょうか？　実は酢酸ナトリウムは「保存料」ではなくて「pH調整剤」に分類される物質だからです。保存食にお酢が使われているように、食品はペーハーをやや酸性にしておくと腐りにくくなります。そのお酢のような働きをするのがpH調整剤。コンビニのおにぎりを食べたときに、ちょっと酸っぱい感じがするのは、pH調整剤が入っているからです。グリシンもグリセリン脂肪酸エステルも、どちらも防腐効果のある添加物です。保存料無添加とあるのに、日持ちをよくするpH調整剤などを使っていいの？　と思われた方も多いでしょう。食品添加物は目的によっても分類され、「保存料」はカビや細菌の発育を抑制して保存性を向上させ、食中毒を直接防止する目的で使われるもの、一方の「ｐＨ調整剤」は適正なペーハーを保って品質をよくする役割のものと定義されています。つまり、「ｐＨ調整剤」はあくまでペーハーを調整することが目的で、保存性が延びたのは結果にすぎない、ということ。なんの変哲もない鮭おにぎりでも、これだけの食品添加物が使われているのです。もっといろいろなおかずが入っているお弁当なら、推して知るべしではないでしょうか。ほかにも「防カビ剤」「酸味料」「発色剤」「増粘剤、安定剤」「乳化剤」など実にさまざまな添加物が、あらゆる食品に含まれています。

コンビニに並んでいるお弁当は、つくってから配送し、店頭に並べて、売って、食べるまでの間に相当な時間がかかっています。その経時変化に耐えうる商品が並んでいるのです。テレビのコマーシャルなどで無添加をうたっていますが、それはあくまでも「保存料」や「着色料」に分類されるものは使っていないということで、何も使っていないという意味ではありません。

私から言わせれば、逆に、「保存料と着色料以外はたくさん使っています」と表明しているようにさえ思えます。

コンビニやスーパーなども、草創期に比べれば、安全性には配慮するようになりつつあるとは言えます。しかし、それはごく一部にすぎません。コンビニやスーパーというのは食品添加物がなければ、成立しないビジネスなのですから。

コンビニ弁当は乱れた食生活へのパスポート

私の料理教室に来ていて、手づくり弁当をはじめた人がたくさんいます。実際につくってみると「こんなに簡単だったんだ」とみなさんおっしゃいます。

先ほどのおにぎりにしても、握るときに、梅干しを自分で漬ける人なら梅酢（梅干しを漬けるときに出る酢）をちょこっと手のひらにつけて握れば、それだけで防腐の役割になります。手づくりすれば、余計な添加物は食べないで済むのです。

最近、食育の分野で、子どもたちが給食の代わりに自分でつくったお弁当を持っていく「弁当の日」が、話題を呼んでいます。これをきっかけに、子どもたちは、食の大切さに気づき、自分の体への関心が高まったそうです。大人でも同様。お弁当をつくるようになった人の話を聞くと、ほかの食事も激変していきます。何人もそういう方を見ていますが、お弁当を手づくりすることが一つのきっかけになるのでしょう。

料理をし慣れない人にとっては、いきなりお弁当というのはたいへんでしょう。最初は豆ご飯を炊いておにぎりにして持って行ったり、前日の夕食の残りものを活用したりするなど、できるところからはじめればいいのです。続けるコツは、あまり気負わないことです。

私は、工業製品化された食べものの象徴的な言い方として「コンビニ弁当」と言っていますが、そのコンビニ弁当に手を出すということは、あなたの食生活が、安易で危険な方向に流されていく入り口になるのではないかと思っています。それまで曲がりなりにも気にしてきた食生活も、コンビニ弁当によって、防波堤が決壊するがごとく、ずるずると不健康な食生活へと向かっていく。コンビニ弁当は、そういう存在のような気がしてなりません。

食生活を見直そうと思っていたり、健康が気になりはじめているのであれば、まず第一に、コンビニ弁当を二度と食べない！　と宣言してください。そうすれば決壊が止められ、ほかの食生活も必然的に変わっていくはずです。コンビニ弁当を食べるかどうかは、正しい食生活を目指す意識のバロメーターになるのではないかと思うのです。

コンビニ弁当やおにぎりは、繰り返すようですが、効率重視の工業製品です。健康を大事にしている人が食べるべきものではありません。私たちはもっと自然に近いものを食べるべきだと思います。ただ、これは結局あなたがどのレベルで生きていくか？　という判断にゆだねられると思います。「どうせ自分はこの程度だから」と思うなら、食べてもかまわない。しかし、工業製品を食べるようなレベルの人間ではない、そういう人間になりたくないと思っているなら、しっかり気づいてほしいのです。

これが正解！
KIYO'S アドバイス

コンビニ弁当は添加物やトランス脂肪酸を含む油が多く使われていて、習慣的に食べると確実に健康を損ねます。コンビニ弁当には手を出さないという誓いを立て、実践することで、少しずつ食生活への意識が変わります。

16

「不足しがちな栄養素は、
サプリを飲んでいるから安心」

子どもにもサプリ⁉

「ビタミンA」「ビタミンC」「ビタミンE」「コエンザイムQ10」「グルコサミン」「鉄分」「β-カロテン」「カルシウム」「DHA・EPA」「セサミン」など、さまざまなサプリメントが出まわっています。みなさんの中にも、なんらかのサプリメントを常用していらっしゃる方が多いと思います。最近では、まったく業種違いのメーカーもサプリメントを売りだし、サプリメント市場はますます拡大の一途をたどっています。

野菜は昔よりも栄養価が低くなっているから、それを補うためにサプリが必要だという説をまことしやかに唱え、不安をあおるメーカーもあります。また、日本人にはカルシウムが足りていないと、サブリミナル効果のように刷り込まれてもいます。だからでしょうか？　最近では、子どもにまでサプリメントを飲ませる親がいるというのですから、じつに嘆かわしいことです。

国立健康・栄養研究所の調査によると、幼児を育てている親の約15％が自分の子どもにサプリを与えているというのです。そして、その理由として、約60％の親が、栄養補給のためと答えているそうです。

サプリを飲ませている親たちは、食生活に不安を感じ、子どもの偏食を心配していると同時に、子どもにはしっかり栄養を与えなければいけないということを自覚しているとも言えます。ところが、わかってはいるが、食生活を改善するのは面倒だから、ついサプリという手軽な方法に頼ってしまう。これは、便秘に悩む人がその場しのぎで便秘薬を飲むのと同じ発想です。その根っこにある問題に目を向けないで、安易な解決法に頼っている。根本的な部分で食生活の改善が必要なのに、それから目を逸《そ》らしてサプリで補うとしたら、いつまでたっても、真の健康を手に入れることはできません。

サプリが消化機能を低下させる

サプリは特定の栄養素や特殊成分を補うためのものですから、それだけが突出して摂取されてしまう危険性があります。

たとえば、乱れた食生活が続いたからと、ビタミンAやビタミンCをサプリで補ったとします。体内でどれくらい不足しているかわかりませんから、過剰に摂取するおそれがあります。特に心配なのがビタミンAのような脂溶性ビタミン。とりすぎると体内に蓄積され、頭痛や吐き気、発疹といった過剰症が出ます。妊娠中にとりすぎると、胎児に奇形が起こることがあるというレポートもあります。

ビタミンCのような水溶性なら、尿と一緒に排泄されるから大丈夫と思っている人もいますが、私はそうは考えていません。大量に摂取すると下痢を起こす可能性もありますし、長期間にわたって摂取し続けた場合、酸性であるビタミンCが胃を傷めてしまう恐れもあります。ビタミンCはその一部が体内でシュウ酸という物質に変わり、その結果、シュウ酸エステル結晶という有害な物質が生成され、腎臓がダメージを受けて腎不全を発症したり、場合によっては尿路結石が発生したりするとも言われています。やはり過剰に摂取すれば、どこかで必ず負担になるはずです。だから、過剰にとらない、つまり、サプリに頼らないことがいちばんなのです。

人間にとって、消化器官はとても大事な機能です。

私たちが生命を維持し、命をつないでいくということは、他者をとり込んで自己に変換するという営みを延々と続けていくことです。つまり、食べものを摂取し、それを消化して栄養素をとり込み、代謝して体をつくるということ。この一連の営みを行っているのが消化器官です。

サプリは栄養素の補給にはなりますが、消化器官を使わないで済みます。サプリを常用すると、私たちの体は、サプリで栄養成分がそのままの形で入ってくるのだから、もう消化活動をしなくていいんだと勝手に判断し、消化器官は働くことを放棄してしまうかもしれません。こうなってしまってから通常の食事をしても、もはやスムーズに消化吸収はされません。サプリが、人間本来の機能を退化させることもあり得るということは否定できないと思います。

サプリは生きた野菜の代わりにはならない

最近、サプリや健康食品の中で、疑問に感じているものがありますので、いくつかご紹介しておきましょう。みなさんは、どのように思われるでしょうか？

脂肪吸収を抑える効果があるとうたったサプリや飲料があります。3章でも書きましたように、脂肪の中には体に必要なものと必要でないものがあります。果たして、サプリは、必要なものと不必要なものを選別しているのでしょうか?

年々新しいサプリが登場しては消えていきます。酵素を素材にしたサプリも増えたようです。一時大ブームになったコエンザイムQ10もコエンザイムという補酵素を使ったもので、ほかにもダイエットにいい、アンチエイジングにいい、とされる酵素系サプリがつぎつぎ発売されています。たしかに酵素は加齢に従って減りますから、それを補う事で何らかの効果はあるでしょう。しかし、私たちの体は精妙なメカニズムで動いている自然の一部です。自然のものはいい影響を与えてくれるでしょうが、サプリのような工業製品は生命を失っています。生命を失っているものから何かを得ようとしても、生きた人間の体ではちゃんとした効力を発揮しないのではないでしょうか。

野菜不足だからといってビタミンCなどのサプリメントを飲む人がいますが、あまり頼りすぎてはいけません。野菜には、ビタミンC以外に、ミネラルや食物繊維、ファイトケミカル、さらにはまだ解明されていない未知なる成分も含まれているはずです。そしてその成分が複合的に作用して、私たちの栄養になっています。私たちが野菜を食べるということは、それらを丸ごといただくということです。ところが工業的につくられたサプリでは、ある限られた成分しか摂取できません。そのようなサプリが本質的に野菜不足を補えるはずはありません。私が生きたものしか効力を発揮しないと言っているのは、こういうことなのです。

また、少し余談になりますが、ビタミンCの原材料の粉末を錠剤にする際に使われる凝固剤が、体に多大な負担をかけているということも指摘されています。

いずれにしてもサプリの歴史は浅く、今現在はその弊害はなくても、数十年先のことは誰にもわかりません。しかし、野菜は、人類がずっと長い間、食してきたものです。また、生姜や唐辛子、にんにくのように、人体への影響が強いものは、辛かったり香りが強烈だったりして、大量に食べられないようなしくみになっています。生命のあるものは、きちんとバランスがとれるようにできているのです。

サプリのメーカーは、消費者の健康だけを願っているわけではありません。自分たちの会社と株主の利益を考えて、サプリを宣伝し売っているという側面もあるのです。メーカーは営利目的の企業ですから、それは当たり前のこと。みなさんには、それをしっかり認識してほしいと思います。

消費者として自分の選択眼を磨いてほしい。宣伝に踊らされることなく、情報の真偽を疑って、自ら賢い選択ができるようになってほしい。みなさんの健康は、みなさん自身の手にかかっているのですから。

これが正解！
KIYO'S アドバイス

急性の毒性があるわけではないので、すぐに体に影響が現れることはありませんが、サプリは特定の栄養素が過剰摂取される危険性があります。さらに、本来人間が持っている機能が退化してしまうことも。工業製品のサプリは生きた食品の代わりにはなれません。

17

「食後のデザートには、果物をよく食べる」

食後の果物で胃が混乱

かつては、どこのご家庭でも、夕食後のデザートには、お母さんが用意してくれた果物を食べていました。りんごや桃、柿、ぶどう、梨、メロン、練乳をかけたいちごなど、四季折々の果物が食卓に並びました。私もそうでしたが、果物を囲みながらのたわいもないおしゃべりはとても楽しいひとときでした。

今では、社会事情も変わって孤食化が進み、そういった光景はだいぶ少なくなってきましたが、それでも、〝食後のデザートと言えば果物〟というのは、ごく当たり前の食習慣の一つです。ところが、この食後の果物が、じつは体に害をもたらす危ない食べ方だとしたら……。

そもそも、食後のデザートに果物を食べるようになったのは、フランス料理からはじまっています。日本のフランス料理といえば、バターや生クリームをたっぷり使い、味も濃厚ですが、フランス人は昔からそんな料理を食べていたわけではありません。それは、特別なときの食事でした。フランスの田舎にあるブラッセリーに行くとよくわかるそうですが、本来は野菜を使った料理が多く、クリーム系のこってりとした肉料理はそれほど多くないとか。

ところが、日本のフランス料理は、特別な日の豪華なメニューだけを取り出してしまったので、どのメインディッシュをいただいても、食後は口の中全体が油膜でおおわれたようにベタつきます。そこで、口の中をスッキリさせたいということで、果物がデザートとして出されるようになったのです。たしかに、果物を食べると口の中はさっぱりします。しかし、その一方で、胃の中ではとんでもない混乱が起きているのです。

1章で、果物は人間にとって最も消化しやすい食材であるということはお話ししましたね。果物は食べてから、だいたい30分から40分で消化され胃から腸へと流れていきます。ところが、果物を食後に食べるタイミングでは、食事でとった肉や魚やご飯などが胃の中にまだ残っている。なぜなら肉やご飯は消化されにくく、胃での滞留時間が3時間から4時間と長いからです。

そこへ、果物が入っていくとどうなるか？　胃の中に入った果物は30分で腸に行きたい。ところが、前に食べたものがその通り道をふさいでしまっていて先に行けない。その結果、果物には酵素があるので胃の中で発酵がはじまってしまいます。果物の発酵はほかの食べものにも及び、結局、肉やご飯なども発酵や、場合によっては腐敗が進み、きちんと消化されないまま腸へ行くことになってしまいます。この発酵・腐敗の過程で人間にとって毒性のある物質が発生します。それは肝臓で分解されますから、肝臓にとても負担がかかります。最終的に、分解できないものは肝臓や皮下脂肪に蓄積されていきます。体は有害なものがたまると、危険を感じてときどき体外に排泄しようとします。それが、風邪です。風邪で毒物をいったん排泄して、体をリセットするのです。

日々のよくない習慣が積み重なると、体に大きな負担を与え、耐えきれなくなるとなんらかのかたちで爆発することになってしまうのです。私が、この本であなた自身の健康のために、毎日の食生活を見なおしましょうと言っているのは、日ごろ何げなく行っていることが大きな病気へとつながりかねないからです。

果物の話に戻りますが、以上のような理由から、果物を食後に食べるのは絶対に避けなければなりません。また、果物はほかの食べものと一緒ではなく、単独で食べてください。食べるタイミングは、空腹時がベストです。果物を食べた後に何か食べる場合は、最低でも40分は間を空けてください。

果物にも食べ合わせがある

果物は単独で食べたほうがいいと書きましたが、1種類に限るということではありません。2～3種類の果物を組み合わせて食べていただいて結構です。ただし、果物の持つ酵素や栄養素を効率よく生かすために組み合わせのルールがありますので、ご紹介しておきます。

まず、果物を大きく3つのグループに分けて考えます。

1つ目は酸味が強いもの。ここには、柑橘《かんきつ》類やパイナップル、いちご、キウイフルーツなどが含まれます。2つ目は、酸味も甘みもそれほど強くない中間的なグループで、りんご、梨、桃、さくらんぼ、メロン、すいか、パパイヤなどが含まれます。3つ目は甘みが強いグループで、代表的なものにバナナ、柿、いちじくなどがあります。

理想は、各グループ内の果物を数種類組み合わせる食べ方ですが、酸味のグループと中間のグループ、中間のグループと甘みのグループの果物を組み合わせても大丈夫です。避けていただきたいのが、酸味の強いものと甘みの強いグループを組み合わせる食べ方。酸味の強い果物のクエン酸と甘みの強い果物に多い果糖の相性がよくないと言われています。果物にはアミノ酸も入っているので、そういうものが複雑にからみ合ってしまうのを避けるために、一緒に食べないほうがいいとも言われています。

果物を食べると体が冷えませんか？　と聞かれますが、食べるときは冷やさずに常温で食べるのが原則です。そうすれば、みなさんが心配されるほど、体が冷えることはありません。また、ルールを守って食べているのに体が冷えるというのならば、それは、体になんらかの別の問題があると考えるべきでしょう。それを改善するのが最優先課題です。

私たちは、野菜については不足気味だとか、栄養成分のことなど、何かと気をつけるように言われていますが、果物については、そこまで意識が及びません。ところが、果物は、人類史をふりかえっても、人間にとって生命の源とも言っていいくらい特別な存在でした。この本をきっかけに、果物とのつきあい方を見なおしてみてはいかがでしょうか。

食後のお楽しみは手づくりデザートで

デザートとして果物を食べないほうがいいとお話ししてきましたが、誰かと一緒に食事をして話も弾み、食事が終わっても楽しい会話が続いているようなときにデザートが出てくると、もっといい気分になります。そういうコミュニケーションのために、軽いデザートがあるのは悪いことではないと思います。

私は、楽しい食事になりそうだと思ったとき、次のようなデザートをつくります。どちらも果物を使っていますが、加熱することによって酵素が働かなくなるため、食後にいただいてもそれほどの悪影響はありません。

まず、「りんごとプルーンのコンポート」。

りんごとドライプルーンを赤ワインでじっくり煮たもの。プルーンの代わりにレーズンを入れるときもあります。

もう一つは、その名の通り、秋につくっていただきたい「オータムバラエティ」。りんごとかぼちゃ、さつまいも、レーズンを白ワインで煮込んだもので、シナモンパウダーで香りづけしたり、ときには生クリームをホイップしてブランデーを入れたものをごく少量添えたりもします。砂糖はいっさい使いませんが、レーズンとかぼちゃ、さつまいもの甘みで十分おいしくいただけます。

デザートは大切なコミュニケーションを盛り上げるために存在していると考えれば、とても素晴らしい文化だとも言えます。ただ、大事なのは、食べ方です。せっかく食事に気を使っても、デザートに生の果物をいただいてしまったら、台無しですからね。

これが正解！
KIYO'S アドバイス

食後の果物は、胃の中にほかの食べものが残っているため、きちんと消化されません。消化されない果物は胃の中で発酵し、ほかの食べものと混ざって体に有害な物質をつくりだしてしまいます。果物は、朝食か空腹時に食べてこそ価値があるのです。

18

「カロリーゼロ、カロリーオフの飲料や食品を選んでいる」

人工甘味料の常用は糖尿病リスクを上げる

カロリーゼロと表記された食品につい手を伸ばしてしまう、という人も多いと思いますが、カロリーゼロ、ノンカロリーと表記されているものは、「100gあたりのカロリーが5キロカロリー未満」というだけ。甘みを補うためには、当然人工甘味料が入っています。

糖質や糖類についても、「ゼロ」「不使用」「なし」といった表記は100グラム中の含有類が0・5グラム以下の場合で「ゼロ」というわけではありません。

注意すべきは、昨今の「低糖質ダイエットブーム」で急増した「糖」に関する表記です。「糖類（シュガー）」と「糖質」は分類が違います。「糖類ゼロ」「シュガーレス」の場合、人口甘味料はどっさり含まれていると考えて間違いなく、「糖質ゼロ」でも、人工甘味料や多糖類（でんぷんなど）、糖アルコール（キシリトール）などが、最大で100gあたり0・5グラム含まれている可能性があります。

「カロリーゼロ」「砂糖不使用」さらに「糖質オフ」を選んだところで、私たちは人工甘味料を体内に入れ続けているということです。代表的なものはアスパルテーム、スクラロース、アセスルファムカリウムなどで、その使用量は清涼飲料水が「抜群」ですが、市販のお惣菜などにも非常に多く使われており、それぞれの人口甘味料が人体に与える悪影響についてさまざまな報告がなされています。カロリーが低い、血糖値が上がりにくいから体にいい、として清涼飲料水などで常用するのは絶対にやめるべきです。

腸は人工甘味料の甘さも感知する

２００７年に味覚は舌だけで感じるものではなく、小腸内壁の細胞にも味覚受容体のタンパク質があることが発見されました。腸はブドウ糖の「甘み」を感じ、それによってインスリンを分泌することがわかったのですが、本来インスリンを分泌させないはずの人工甘味料も感知して、摂取後に血糖値が上がった例が数多く報告されています。これは、人工甘味料が腸内細菌叢（腸内フローラ）を変化させ、糖の代謝異常を引き起こすためであると考えられています。

糖代謝とは、食事でとった糖分がブドウ糖に変換されてエネルギーとなり、あまったものが肝臓や筋肉に備蓄されるというシステム全体のことで、それを司るのがインスリンです。インスリンが適切に分泌されない、分泌されても働かない状態が「糖代謝異常」という状態で、その結果過剰になった糖が血管などを傷め、全身に慢性的な炎症を引き起こすのが糖尿病です。

人工甘味料の甘みを腸が常に感知しているうち、糖分を吸収しようとする働きが強まり、少量の糖分が入ってきただけでも過剰に吸収してしまい、インスリンが大量に分泌されやすくなるということです。

摂取直後には血糖値が上がらないからといって人工甘味料を日常的に摂取しつづけていると、糖代謝異常を引き起こし、むしろ糖尿病のリスクが高くなってしまう可能性が高いということになります。

人類の長い歴史のなかにおいて、高カロリーの糖分は「貴重品」でした。だからこそ、人間の体は糖分に対して敏感で、少しでも体内に入れば「できるだけ貯めておこう」と機能します。糖尿病の治療薬にＳＧＬＴ２阻害薬というものがありますが、これは尿中に含まれるブドウ糖を体内に再吸収する働きを押さえるものです。腎臓は血液を濾過してボーマン嚢《のう》という器官に押し出し「原尿」としていったん貯めて不要なものを排出するのですが、腎臓は原尿からアミノ酸と同時にブドウ糖も再吸収してしまう性質を持っています。本来全部排出してほしい量であっても腸は「糖は有益」と判断するのです。人間の体は「糖」をなんとか体内に取り込む方向に働こうとしているということです。

ＳＧＬＴ２阻害薬は、ブドウ糖の再吸収を防ぎ尿といっしょに体外に排出させ、尿中糖分量は増えてもそのぶん血中の血糖値を下げようとする薬です。人間の体は、血糖値が低いときの対処法は複数持ち合わせているのですが、血糖値が高くなったときの備えといえばインスリンただひとつ。もともと人間の体は「高血糖状態」など予測しておらず、「高血糖時代、砂糖過多時代」にヒトの遺伝子は対応できていないのです。

人間の遺伝子は「高血糖」に対応できない

数万年後になれば人間は血糖値を下げる新たな機能を獲得するかもしれませんが、当面はインスリンにたよるしかありません。といってインスリンを分泌する膵臓を酷使すれば、やがて機能不全におちいるのはあきらかです。私たちにできるのは、糖質を必要以上にとらないこと、そして今もっと大事なのが「糖質のかわり」と称して人工甘味料をとらないことです。貴重品の糖分が手に入ると、脳は「もっとほしい」「もっと甘いものがほしい」と感じ、依存性が高くなっていきます。人工甘味料でも脳はだまされます。「もっと甘いものがほしい」と依存し、砂糖以外のさまざまな食物に含まれる糖質を過剰に吸収するように、「カロリーゼロ清涼飲料水でかえって太る」といった皮肉な結果も招くのです。

インスリン出しすぎ生活が「うつ状態」を招く

考えてみれば、現代人はインスリンを急激に分泌させるようなことばかりしています。過剰な糖質の摂取、運動不足、そこに人工甘味料、さまざまな食品添加物が加わります。常にインスリンが出ている状態は膵臓にも負担がかかりますが、全身的にも大きなストレスがかかった状態です。

ストレスが大きくなると副腎から、ストレス対抗ホルモンが分泌されるのですが、これも度重なれば、やがて副腎自体が疲弊してきます。この状態を副腎疲労＝アドレナル・ファティーグとよびますが、最近これが大きな問題となっており、アメリカで研究が進んでいます。副腎疲労が進むと、やる気が出ない、ダルさが続くといった症状が強くなり、うつ状態を引き起こします。心療内科、精神科を受診すると、抗うつ剤を処方されますが、うつ状態の原因が副腎疲労だった場合、抗うつ剤は効きません。そこでさらに強い抗うつ剤が処方されることになりますが、そもそも原因が脳ではなく副腎なので、症状が改善されることはなく、患者のうつ状態はさらに悪化してしまいます。

副腎疲労の改善策は食習慣を見直しインスリンの出過ぎ状態を改善させることしかないのです。

これが正解！
KIYO'S アドバイス

カロリーゼロ、糖分ゼロ、糖質ゼロのものを選んでいても、人工甘味料は体にとりこまれていきます。その結果、かえって太りやすい、糖尿病にかかりやすいというリスクが高まり、副腎疲労によるうつ状態を招くこともあります。「ゼロ」ならヘルシーという思い込みは捨てましょう。

19

「電子レンジは栄養素が逃げないので調理に活用している」

レンジでチン！　は食べものをまずくする

日本で初めて電子レンジが発売されたのは、1963年。早川電機工業（現・シャープ）の、「R－10」でした。当時の価格は54万円だったといいます。当時の大卒初任給が2万円程度という時代です。それくらいの「高嶺の花」でしたが、今では、「チンして！」と言えば、「電子レンジで加熱して」ということだとわかるくらい、一般的な調理器具になりました。あるお子さんが料理教室のイベントに参加したとき、つくりたての料理を電子レンジで温めようとしたという、なんともやりきれない話を聞いたことがありますが、それくらい、日々の生活の中で活用されているのです。中食化・孤食化が進んできている現代ですから、ますます電子レンジの使用頻度は高まっていくことでしょう。

調理時間が短縮できるから、手間がはぶけるから、栄養素の損失が少ないから。みなさんが電子レンジを愛用している理由は、いずれももっともなことだと思います。実際に、ビタミンCのような水溶性の成分は、水を使わない電子レンジなら、ゆで汁に流失することはないとも報告されています。しかし、私は、電子レンジには否定的です。もちろん、私の家に電子レンジはありません。拙著でも、電子レンジの危険性をずっと訴え続けてきました。

私は、食生活についていろいろと難しいことを言っているように思われるかもしれませんが、基本は「ちゃんとおいしいと思えるものを食べて」ということしか言っていません。最終的に、みなさんの食生活にとり入れられるかどうかは、やはりおいしいと思えるかどうかにかかっていると思うのです。あらためて、みなさんにお聞きしたい。電子レンジで温めたり調理したりしたものを、本当においしいと思っていますか？

たとえば、ブロッコリーをチンしてみてください。私も実験だと思ってやってみました。蒸したブロッコリーとチンしたブロッコリーを食べ比べてみると、明らかに電子レンジで加熱したものはまずい。だから結局、強い味がするマヨネーズやドレッシングをかけて食べるしかないのだと納得しました。電子レンジでつくるいり卵も同様です。菜箸でかき混ぜながら鍋でつくるいり卵とは、まったく別の代物です。

私には、電子レンジがあまり上等な調理器具に思えないのです。

電子レンジが体へ及ぼす悪影響

電子レンジの加熱のメカニズムをご存じでしょうか？　電子レンジの加熱源はマイクロ波です。食品にマイクロ波が当たると、食品中の水分子が高速回転し摩擦を起こします。このときの摩擦熱によって、食品全体が加熱されるのです。電子レンジで起きる分子の回転数は、１秒間に24億５０００万回転。このような激しい振動は自然界では決して起こらないものです。したがって、食品を構成している細胞はこの激しい回転に耐えることができませんから、なんらかの変質が起こります。電子レンジは短時間で加熱が済むからいいと思っているかもしれませんが、一瞬で細胞は変質してしまうのです。

恐ろしいことに、食材に含まれているタンパク質は、その超高速回転と熱によって私たちの体では代謝できない構造のタンパク質に変性している可能性が高い。肉も危険ですが、油はもっと危険で、過酸化脂質に変化することがわかっています。

コンビニ弁当を温めなおすということは、かなり危険をはらんでいるということを、ご忠告申し上げておきます。

１９７６年に当時のソビエトで行われた実験では、電子レンジで調理すると発がん性物質が生成されることがわかりました。ところが、その後、ペレストロイカが推し進められる過程で、電子レンジの危険性は隠蔽され、電子レンジを売るほうへと動いていきました。

また、世界的にも信頼性の高いスイスの生化学研究所が、電子レンジで調理したものを食べたときの血液に対する影響について報告しています。それによると、電子レンジで調理したものを食べると、ヘモグロビンの減少が見られるそうです。１回でそうなるというわけではありませんが、毎日、〝チンした〟食べものばかり食べていると貧血になることもありえるということです。さらに、悪玉コレステロールが確実に増加するということも確認されています。

この二つの実験結果だけでも、電子レンジで調理した食品がどれほど体に悪影響を及ぼしているかがわかるはずです。

残念ながら、日本ではこのような電子レンジに関する安全性のチェックはいっさい行われていません。

電子レンジは、日本人の生活が豊かになっていくのと足並みをそろえるように普及してきました。他の家電製品とともに広く普及することで生活に余裕が生まれ、結果として日本の経済発展に寄与したという事実もあります。当時の家電メーカーは日本経済に絶大な力を持っていましたから、普及しはじめた電子レンジの危険性を暴いて好況に水を差すことができなかったのはやむを得ないことかもしれません。しかし、時代が進んだ今、さまざまなものが検証される中で、電子レンジの危険性がわかってきたのですから、はっきりと電子レンジを使うのはやめよう、と言うべきなのではないかと私は考えます。

あらゆる実験データから、電子レンジは安全な調理器具ではないということがわかっているにもかかわらず、国はそれを認めようとしません。特定の企業を守るために、タブーにはあえて切り込まないのが日本政府のやり方だと言われても仕方ありません。製薬会社が起こした薬害事件のケースでも同じことが起きていたのではないでしょうか。政府は、あなたの健康を守ってはくれません。

電子レンジは、人生の踏み絵？

あなたは、それでも電子レンジを使いますか？

これはある意味、試金石と言っていいかもしれません。あるいは踏み絵。電子レンジを排除するかどうかは、たいへん勇気と決断のいることです。

私がお伝えしてきた危険を承知のうえで、「安全性や料理の質よりも効率が優先です」という方は、電子レンジを大いに使えばいいと思います。私には止める権利はありません。それは、その方の人生ですから。

しかし、本当に自分や家族を大切にしたいと思っている人なら、もう電子レンジには近づかないと言うかもしれませんね。

私はこの本の中で、さまざまな食習慣の間違いやトランス脂肪酸、コンビニ弁当、カット野菜の危険性などについても、私が知っている情報をお伝えしてきました。それは、あなた自身の意識を変えていただきたいから。マスコミや政府や専門家の先生に任せてしまうのではなく、自分の判断基準を持って、自ら選択するようになってほしいと思うからです。
なぜなら、自分が選んで食べたものがあなた自身になり、その延長線上にあなたの人生があるわけですから。

これが正解！
KIYO'S アドバイス

電子レンジを使うと一部の栄養素の損失は抑えられますが、電子レンジで加熱調理された食品のタンパク質や油は変性し、体に悪影響をおよぼすことは確かです。自分のためにも、また家族のためにも、キッチンから電子レンジを追放するくらいの覚悟を！

【実践編】

今週末からはじめる「KIYO流」体がよろこぶ食習慣

1週間のトライアル・メニュー

まずは1週間試してみよう

ここまで読み終えられた読者の方のために、時間をとりやすい週末（土曜日）からはじめる1週間の食事プランを考えてみました。

いきなりこの本の中に書かれていることすべてを守ろうとするとたいへんなので、曜日ごとに、達成しやすい目標を2つずつ掲げました。1日目から7日目までの目標を積み上げていくことで、無理なく、私の提唱する適正な食生活が身につけられます。

会社勤務の方を想定し、ランチは手づくり弁当の日と外食の日の2通りについて考えました。外食については、好ましい食べ方をご紹介しています。

私がお勧めする食生活で特徴的な食材が、豆類、果物、三分搗き米、亜麻仁油です。さっそく買いそろえるところからはじめてください。玄米は食べにくいと感じる方も、三分搗き米ならおいしく食べられるはずですので、お試しを。

左のページでは、毎日とり入れてほしい、朝食時の果物の食べ方のルール、豆のゆで方、三分搗き米の炊き方をご紹介しました。豆は、1日目にまとめてゆでておきましょう。

★三分搗き米の炊き方

三分搗き米は、白米と同じように炊ける。三分搗き米に、アマランサスなどの雑穀を加えるとさらに栄養価がアップ。

1 米は洗ってざるに上げ、30分おく。
2 炊飯器に米を入れて、普通の白米と同じ水加減にして炊く。

※アマランサスを入れて炊く場合
三分搗き米2カップに対して、アマランサスは大さじ１の割合で入れる。炊飯器に洗った米を入れるときに、アマランサスを加える。水加減は変える必要なし。

★朝食時の果物の食べ方

１章と17章で紹介したように、朝食に食べてほしいのが果物。同じグループから２～３種類選ぶか、「酸味系×中間」、「中間×甘味系」の２つのグループを組み合わせた中から２～３種類選ぶ。「酸味系×甘味系」は避けよう。

各グループに含まれる果物

○**酸味系**　柑橘類、パイナップル、キウイフルーツ、いちごなど
○**中間**　りんご、梨、桃、さくらんぼ、メロン、すいか、パパイヤなど
○**甘味系**　バナナ、柿、いちじくなど

★豆のゆで方

毎日の食事にとり入れたい豆類は、時間のある週末にまとめてゆでておく。一部はそのままストックし、残りは豆ピクルスにしておくと便利。

1　好みの豆を2.5倍の水に6～7時間浸し（浸す時間がないときは、熱湯に40分浸けてもよい）、十分に吸水させた後、ゆでる。
2　大きめの鍋につけ汁ごと豆を入れ、中火にかける。沸騰してきたら弱火にし、大豆やひよこ豆の大きさなら約15分、白花豆など少し大き目の豆なら、約20分ゆでる。
3　少しかたいぐらいで火を止め、ざるにあけてゆで汁を切る。

※豆ピクルスの作り方
保存容器に、ゆで大豆約200ｇ、ローリエ１枚、赤唐辛子１本、ブラックペッパー５粒、オールスパイス２～３粒、酒大さじ１、塩小さじ1/2を入れ、最後に酢約1/2カップ（豆が浸るくらい）を注ぎ、冷蔵庫で漬け込む。

1日目（土曜日）

今日の目標

◯朝食は果物だけにする。

◯豆をゆでてストックしておき、毎日の食生活にとり入れる。

	献　立	ワンポイントアドバイス
朝食	◎果物2〜3種類	203ページのルールに従って選ぶ。初日で物足りないときは、甘くないパン（できれば全粒粉のもの）を少し食べてもよい。ただし、果物を食べてから40分は間を空けること。 ★朝食後豆をゆでておく。
昼食	◎野菜たっぷりパスタ ◎豆入りかぼちゃの冷たい豆乳スープ	○パスタの分量はいつもよりも少なめにし、野菜をたっぷり入れる。 ○豆乳でつくるかぼちゃのポタージュスープ。ゆでた豆をプラスして。かぼちゃの代わりにじゃがいもにすれば、豆乳ヴィシソワーズになる。牛乳は使わない。
夕食	◎ご飯（三分搗き米） ◎煮魚ナンプラー風味 ◎野菜の煮もの ◎具だくさん味噌汁 ◎ミックス浅漬け	○煮魚は、ナンプラーと梅干しでさっぱりと仕上げる。 ○野菜の煮ものは、好みのもので。冬瓜など淡白なものがお勧め。豆を加えてもよい。 ○具だくさん味噌汁は、冷蔵庫に残っている葉野菜・根菜類とり混ぜて５〜６種類は入れてほしい。 ○浅漬けは、いつもの浅漬けにいりこや干しえびを少量加えるとうまみが増す。浅漬けにゆでた青大豆を加えてもおいしい。

レシピ1

野菜たっぷりパスタ

●材料（1人分）
ブロッコリー、グリーンアスパラ、スナップエンドウ、
ズッキーニなど緑色の野菜…好みの量　パスタ…70〜80g
にんにく・オリーブオイル…各適量　塩…少々

●作り方
①野菜は食べやすい大きさに切る。
②パスタをアルデンテにゆでる。
③オリーブオイルでにんにく、野菜を炒め、塩で調味。
④ゆであがったパスタと③を合わせ、味見をして塩加減を調整する。
⑤仕上げに好みでオリーブオイルをまわしかける。

レシピ2

煮魚ナンプラー風味

●材料（1人分）
絹ごし豆腐…1/2丁　長ねぎ…10㎝　白身魚（切り身）…1切れ
Ⓐ［ナンプラー…小さじ2　酒…1/4カップ　梅干し（種を取ってほぐしたもの）…1/2個　水…1/4カップ］

●作り方
①豆腐は水切りして、半分に、長ねぎは2㎝の斜め切りにする。
②鍋にⒶを入れて煮立たせ、魚と豆腐を入れ、落としぶたをして煮る。
③煮汁が半量になったら、長ねぎを加え、煮汁をかけながら煮る。

2日目（日曜日）

今日の目標

◯1回の食事で肉と魚、両方のおかずは食べない。
◯1日1回は生野菜を食べる。

	献　立	ワンポイントアドバイス
朝食	◎果物2～3種類	203ページのルールに従って選ぶ。はちみつなどをプラスしてもよい。
昼食	◎冷やし納豆うどん ◎野菜の煮ものや和えものなど	◯麺類のときは、野菜などを入れて具だくさんに。麺類がメインのときは、もう一品野菜のおかずを添えよう。土曜日の使い残しのかぼちゃの煮ものや前日の夕飯の残りものでもOK。
夕食	◎ご飯（三分搗き米） ◎魚のオリーブオイル焼き ◎和野菜のラタトゥイユ ◎豆入り野菜スープ ◎トスド・サラダ	◯魚のオリーブオイル焼きは、すずきやブリなど手に入るもので。塩・こしょうして、オリーブオイルで焼くだけ。 ◯和野菜のラタトゥイユは、根菜類がたっぷり。 ◯冷蔵庫に残っている野菜とストックしておいたゆで豆で、シンプルなスープを。 ◯トスド・サラダは、138ページを参考に。

レシピ1

冷やし納豆うどん

●材料（2人分）
うどん（乾麺）…200〜300g　納豆…1パック　長ねぎ…1/4本
青菜（小松菜など）…5〜6株　しらす…30g　ごま…小さじ1
めんつゆ…適量

●作り方
①納豆は練っておく。長ねぎは小口切りに、青菜はゆでて5㎜幅に切る。
②①としらす、ごまを混ぜ合わせる。
③うどんはゆでて、冷水にさらす。好みで温かいほうがよければ、冷水にさらさないでゆで汁を切るだけでよい。
④③を器に盛って②をのせ、好みの量のめんつゆをかける。

レシピ2

和野菜のラタトゥイユ

●材料（つくりやすい分量）
ごぼう…1/2本　Ⓐ［にんじん…1本　れんこん…1/2本　さつまいも…1/2本　玉ねぎ…1/2個　こんにゃく…1/2枚　ズッキーニ…1本　パプリカ（赤・黄）…各1/2個］　にんにく…1片　トマト水煮缶…1缶（400g）　オリーブオイル…1/4カップ　Ⓑ［コリアンダー・ドライバジル・塩…各小さじ2］　こしょう…少々

●作り方
①ごぼうは5〜6㎝長さの斜め切りに、Ⓐはすべて一口大の乱切りにする。
②にんにくは、半分に切り、芯をとっておく。
③トマトの水煮缶を鍋に入れ、1/2量になるまで煮詰める。
④別の鍋にオリーブオイルとにんにくを入れて弱火にかけ、香りが立ってきたら、ごぼう、にんじん、れんこん、さつまいも、玉ねぎ、こんにゃく、ズッキーニ、パプリカの順に加え、弱火〜中火で火を通す。
⑤④に、③とⒷを加え、塩・こしょうで味を調える。

3日目（月曜日）

今日の目標

◯料理に、砂糖は使わない。
◯加熱調理には、和洋中を問わず オリーブオイルを使う。

	献　立	ワンポイントアドバイス
朝食	◎果物2〜3種類	203ページのルールに従って選ぶ。
昼食	◎ご飯（三分搗き米） ◎魚のオリーブオイル焼き ◎ラタトゥイユ ◎豆のピクルス ◎野菜のおかず	◯前日の夕飯の残りものを活用してお弁当づくり。 ◯もう一品の野菜のおかずには、かぼちゃサラダなどを。
夕食	◎ご飯（三分搗き米） ◎キヨズ風マーボー豆腐 ◎青菜の炒めもの ◎蒸しなすときゅうりの四川風 ◎亜麻仁油かけ納豆	◯キヨズ風のマーボー豆腐は、甘くないマーボー。すっきりとしていて、ご飯のおかずにぴったり。マーボー豆腐丼にしても。 ◯青菜の炒めものは、トウミョウやチンゲンサイ、小松菜などで。ゆずこしょうを風味づけに。 ◯四川風は、ピリ辛のタレが特徴。 ◯納豆はしらすとごまを加え、亜麻仁油としょうゆかけたもの。

レシピ1

キヨズ風マーボー豆腐

●材料（2人分）
白身魚（切り身）…1切れ　木綿豆腐…1/2丁　Ⓐ［長ねぎ…1/3本　にんにく…1片　しょうが…1/2片］　Ⓑ［しょうゆ…小さじ2　豆板醤…小さじ1　白ねりごま…小さじ2］　オリーブオイル…大さじ1　ごま油…小さじ1

●作り方
①魚は皮を取り、一口大に切る。豆腐は2㎝角に、Ⓐはすべてみじん切りにする。
②熱したフライパンにオリーブオイルとみじん切りしたⒶを入れ、薄く色づくまで炒める。
③魚を②に加えて炒め、豆腐とⒷと水1/4カップを入れ、約5分煮込み、仕上げにごま油をまわしかける。

レシピ2

蒸しなすときゅうりの四川風

●材料（2人分）
なす…2本　きゅうり…1本
たれ（つくりやすい分量）
しょうが…2～3片　赤唐辛子…1本　しょうゆ…大さじ4　酢…大さじ2　塩…小さじ1弱　オリーブオイル…大さじ4　ごま油…適量　にんにく…1片

●作り方
①なすは蒸して、縦に6～8当分に裂く。きゅうりは適当な大きさに切る。
②オリーブオイルでみじん切りにしたしょうが、小口切りにした赤唐辛子を弱火で炒め、香りが立ってきたら火を止め少し冷ます。
③②にしょうゆと酢、塩を加えて再び弱火にかけ、火を止めたらみじん切りにしたにんにくとごま油を加える。
④器に①を盛り、③をかける。

4日目（火曜日）

今日の目標

○オメガ3の油、亜麻仁油は毎日欠かさない。

○おかずは野菜をメインに。肉や魚は添えもの程度にする。

	献　立	ワンポイントアドバイス
朝食	◎果物2〜3種類	203ページのルールに従って選ぶ。
昼食	◎枝豆と桜エビのおにぎり（三分搗き米） ◎鶏肉の塩焼き ◎玉子焼き ◎野菜のおかず2品	○おにぎりのご飯は、炊き上がったご飯に、別にゆでておいた枝豆と桜エビを加える。 ○玉子焼きには、わかめやじゃこなどを入れてもおいしい。 ○野菜のおかずには、昨夕の蒸しなすを利用したごま和えや、青菜のおひたしなどを。
夕食	◎ご飯（三分搗き米） ◎あじのハンバーグ ◎チンゲンサイときのこの蒸し煮 ◎野菜のおかず ◎亜麻仁油かけ冷ややっこ	○あじの代わりにいわしでも。 ○チンゲンサイの代わりに、白菜でもできる。 ○もう一品の野菜のおかずは、生の野菜を。たたき長いもとオクラの和えものなどがお勧め。 ○冷ややっこは、豆腐にすりごまと亜麻仁油、塩をかけたもの。

レシピ1

あじのハンバーグ

●材料（4人分）
あじ（中）…3尾　玉ねぎ…1/3個　にんにく…1片　しょうが…1片　片栗粉…小さじ1　塩…小さじ1/2　こしょう…少々　オリーブオイル・赤ワイン・しょうゆ…各適量

●作り方
①あじは3枚におろし、骨の処理をし、フードプロセッサーに軽くかける。包丁でたたいてもよい。
②玉ねぎとにんにく、しょうがはみじん切りにする。
③①に②と片栗粉、塩、こしょうを加えて混ぜ合わせ、4等分にして小判形をつくり、中央をくぼませる。
④フライパンを熱しオリーブオイルを入れ、③を焼いて取り出し、器に盛る。
⑤④のフライパンに赤ワインを入れて少し煮詰め、しょうゆを加えて混ぜ、④のハンバーグにかける。

レシピ2

チンゲンサイときのこの蒸し煮

●材料（2人分）
チンゲンサイ…2株　舞茸（あれば白舞茸）…1パック　しめじ…1/2パック　マッシュルーム…6個　オリーブオイル…大さじ1　白ワインまたは水…大さじ2　塩…適量

●作り方
①チンゲンサイは食べやすい大きさに切る。しめじと舞茸は石づきをとり、ほぐす。
②フライパンに①とマッシュルーム、オリーブオイル、塩、白ワインまたは水を入れ、中火にかけふたをする。
③ジュジュ音を立てはじめたら弱火にし、フライパンをゆすりながら、4〜5分蒸し煮する。

5日目（水曜日）

今日の目標

○揚げものは、食生活から排除する。
○夜8時以降は食べない。

	献立	ワンポイントアドバイス
朝食	◎果物2〜3種類	203ページのルールに従って選ぶ。
昼食	◎いり大豆入りご飯（三分搗き米） ◎あじのハンバーグ ◎野菜のおかず2品	○ご飯はいり大豆を入れて、普通に炊く。 ○あじは前日に成形までしておき、朝、焼く。 ○野菜のおかずには、昨夕のオクラを使った和えものや、野菜の煮ものなどを。
夕食	◎ご飯（三分搗き米） ◎さばの南蛮漬け ◎季節野菜の焼びたし ◎豆入りポテトサラダ ◎ミックス浅漬け	○南蛮漬けは揚げずにオーブンで焼く。揚げもののおかずは食べない。 ○焼いた野菜をだしに浸さないで、亜麻仁油と塩をつけてもおいしい。 ○豆は、特別な料理をつくらなくても、いつもの料理にプラスすればよい。この日はポテトサラダに。ひよこ豆などが合う。 ○ミックス浅漬けをつくっておくと、生野菜が足りないときに重宝する。

レシピ1

さばの南蛮漬け

●材料（2人分）
サバ（一口大に切ったもの）…6切れ　Ⓐ［しょうゆ…小さじ1強　酒…小さじ1/2］　パプリカ…1/2個　ピーマン…1個　にんじん…1/4本　長ねぎ…1本　玉ねぎ…1/3個　オリーブオイル…大さじ1　地粉（なければ薄力粉）…大さじ4〜5　Ⓑ［赤唐辛子…1/5本　しょうゆ…大さじ2　酢…大さじ２　酒…大さじ2/3］

●作り方
①さばは一口大の大きさに切り、Ⓐに約10分漬ける。
②パプリカ、ピーマンは一口大に、にんじんは1×5㎝長さの短冊に、ねぎは4〜5㎝長さに、玉ねぎはくし形に切り、蒸す。
③バットなどにオリーブオイルをひき、①にからめ地粉をまぶす。
④③を180℃に温めたオーブンで約８分焼き、その後200℃に上げて約６分焼く。オーブンがなければフライパンで焼いてもOK。
⑤鍋にⒷの材料を入れてひと煮立ちさせ、②と④にまわしかけ味をなじませる。

レシピ2

季節野菜の焼きびたし

●材料（3〜4人分）
なす……本　キャベツ…1/4個　ズッキーニ…1本　かぼちゃ…1/6個　パプリカ…1〜2個　だし汁…1と1/2カップ　しょうゆ・酒…各大さじ1　塩……少々

●作り方
①なすは半分に、キャベツは芯をつけたまま4㎝幅のくし形、かぼちゃは6〜7㎜厚さに切る。ズッキーニとパプリカは食べやすい大きさに切る。
②フライパンで①の野菜を、ところどころ焦げ目がつくまで焼く。
③焼き上がった野菜を、しょうゆと酒を加えただし汁に浸ける。
④15〜30分浸して、味がなじんだら、汁ごと盛りつける。

6日目（木曜日）

今日の目標

◯ランチを外食するときは、和定食屋さんがお勧め。

◯小腹が空いたとき用に、ナッツやドライフルーツを持参する。市販のお菓子は避けたい。

	献　立	ワンポイントアドバイス
朝食	◎果物2〜3種類	203ページのルールに従って選ぶ。
昼食	◎刺身定食 ◎野菜のおかず	○生でいただく刺身は酵素が含まれているので、和定食の中でも優秀なメニュー。 ○ご飯が白米のときは、食物繊維を含むきんぴらや、切干し大根などの野菜のおかずをできれば２品添えたい。
夕食	◎ひよこ豆のカレー ◎にんじんとヨーグルトのサラダ ◎野菜のおかず	○トマト風味の豆カレーは三分搗き米に合う。豆のおいしさが実感できるカレー。 ○乳製品のヨーグルトも、料理の風味づけ程度に使う程度であれば、OK。ヨーグルト風味はカレーによく合う。くるみなどのナッツをトッピングするのがポイント。ナッツもお勧めの食材の一つ。サラダやパスタなどのトッピングにも。 ○余力があれば、もう一品野菜のおかずを添えて。手早くつくれるアボカドとトマトのサラダなどがお勧め。

レシピ1

ひよこ豆のカレー

●**材料**（2人分）
ひよこ豆…1カップ　玉ねぎ…1個　にんにく…2片　しょうが…1片
トマト水煮缶…1缶　ローリエ…1枚　オリーブオイル……適量
カレー粉…小さじ1　ガラムマサラ…少々　レモンの絞り汁…1個分
塩……少々

●**作り方**
①ひよこ豆は203ページにしたがってゆでておく。ゆで汁はとっておく。
②玉ねぎは薄切り、にんにくとしょうがはみじん切りにする。
③鍋にオリーブオイルとにんにくを入れ、色づきはじめたら玉ねぎを加え、玉ねぎがしんなりしたら、しょうがを加え鍋にふたをして火を通す。
④トマトを手でつぶしながら③に入れ、塩を少しふる。トマトが煮くずれたら、豆とローリエを加えて2〜3分炒め、塩をふって、豆のゆで汁、カレー粉、ガラムマサラを加え、ふたをして汁けが少なくなるまで煮る。
⑤レモン汁を④に入れ、塩で味を調える。ローリエを取り除く。

レシピ2

にんじんとヨーグルトのサラダ

●**材料**（2人分）
ヨーグルト…1/4カップ　レーズン…大さじ1〜2　にんじん…2/3本
レモン汁…小さじ1　塩…少々　くるみ…適量

●**作り方**
①ヨーグルトは軽く水切りする。水切りすることで、クリーミーに仕上がる。時間がなければそのままでもよい。
※水切りにはコーヒーフィルターを使うと便利。
②レーズンはお湯に10分浸してもどす。にんじんはせん切りにする。
③ボウルに①、②レモン汁、塩を入れて混ぜ合わせる。
④器に③を盛りつけ、細かく砕いたくるみをちらす。

7日目（金曜日）

今日の目標

○ランチを外食にする日は、ゆで豆を持参し、ランチの前に食べる。

○食後のデザートにフルーツを食べる習慣はやめる

	献　立	ワンポイントアドバイス
朝食	◎果物2～3種類	203ページのルールに従って選ぶ。
昼食	◎ゆで豆を食前に食べる ◎日本そばのメニュー	○麺類の中では、日本そばがお勧め。ランチで麺類を食べる日は、ゆで豆を食前に食べる。かけそばや天ぷらそば系は避けたい。できれば、海藻・野菜などで具だくさんなものを選ぶ。
夕食	◎ご飯 ◎厚揚げとゴーヤのごま味噌煮 ◎にらと納豆のオムレツ ◎野菜のおかず ◎味噌汁 ◎ドライフルーツのコンポート	○ヘルシーなゴーヤは、チャンプルー以外の料理にも使ってみて。ごまやナッツなどの種実類を料理にとり入れると栄養面だけでなく風味もアップ。 ○オムレツには、にらの代わりにモロヘイヤなどを入れてもおいしい。 ○野菜のおかずは、煮びたしでも、常備菜のひじきやきんぴらなどなんでも。 ○デザートが欲しいときには、ドライフルーツを赤ワインと少しの水で煮込んだものなどを。ドライフルーツを煮込んだものは酵素が壊れているので、少量なら食後でもOK。

レシピ1

厚揚げとゴーヤのごま味噌煮

●材料（2人分）
厚揚げ…1枚　ゴーヤ…1/2本　だし汁…1と1/2カップ　白みそ…大さじ2　麦みそ…大さじ1　白すりごま…大さじ1　しょうゆ…小さじ1
ごま油……大さじ1

●作り方
①厚揚げは1.5㎝厚さに、ゴーヤはたて半分に切って種とワタを取り、3㎝厚さに切る。
②鍋にだし汁を入れ、白みそと麦みそを入れて溶く。
③②に厚揚げを入れて落としぶたをして、中火で約10分、ゴーヤを加えてさらに約5分煮る。
④厚揚げとゴーヤを取り出し、残った煮汁に、すりごまとしょうゆを入れ、とろみがつくまで煮詰めたら、ごま油を入れる。
⑤厚揚げとゴーヤを器に盛り、④の煮汁をかける。

レシピ2

にらと納豆のオムレツ

●材料（1人分）
にら…5本　卵…2個　Ⓐ［納豆…1/2パック　しょうゆ…小さじ1/2
塩・こしょう…各少々　ごま油…小さじ1］オリーブオイル…大さじ1

●作り方
①にらは2㎝長さに切る。
②ボウルに卵を割りほぐし、①とⒶを入れて混ぜ合わせる。
③フライパンを熱してオリーブオイルを入れ、②を流し入れて手早く焼く。

1週間のトライアル・メニュー、いかがでしたか？ 体が軽くなった、肌の調子がよくなった、お通じがよくなったなど、きっと何か体の変化を感じられているはずです。本当に体が欲しがっている食べものや、そのバランスが実感できたのではないでしょうか。この調子で、体の声を聞きながら自分の習慣として続けてください。

おわりに

最後まで本書をお読みくださいまして、ありがとうございました。ご自身の食生活と照らし合わせてみて、どんな感想をお持ちになったでしょうか。個々の事例が積み重なって、私たちの食生活全体になっているわけですから、そのひとつひとつを見直し、全体として最適な（オプティマルな）食生活になっているのが理想です。もし理想的ではないと判断したら、ここに書かれている19の項目を一つの目安として、理想に近づけるようにしていってください。

けれど、そのために毎日多くの時間をさき、お金をかけ、手間をかけるのは現実的ではありません。そのために必要なのは家庭料理のシステム化なのだと考え、実践的なメソッドを開発し、お伝えする仕事にも関わっています。（一般社団法人 日本オーガニックレストラン協会／ＪＯＲＡ　http://organic-restaurant.jp）

その背景には強い危機感があるからです。

アメリカの人口問題研究所（ＰＲＢ）は２０１５年に、急激に人口が減少し、絶滅危惧がある5つの民族を挙げましたが、その筆頭はなんと日本です。実際、日本は、人口減少の真っただ中にあります。最も人口が多かった2008年から6年連続で減少し、2016年の統計では1億2693万人です。それが、2030年になると1億1662万人となり、2048年には1億人を割って9913万人に、2060年には8674万人になるものと見込まれています。当然生産年齢人口も減少していきます。

驚くべきは2016年の出生者数で、1889年に統計を取り始めて以来、初めて100万人を切り97万6979人でした。全体の人口が減るということは、出産適齢期にあたる女性の人口も減るということですから当然のことですが、私はこのことをたいへん憂慮しています。少子高齢化どころか無子高齢化に近づいているのです。人手不足はますます深刻化していき、経済成長など夢のまた夢ということになります。現役世代が、年金や介護などの社会保障制度を支えることも危うくなるでしょう。出生者数は団塊の世代が産まれた頃、1949年に269万6638人だったのがピークで、それからどんどん減少の一途を辿り、今はその頃の3分の1程度になってしまっています。そしてこの先、どんどん少子化は進み、出生者数が増えることはないのです。一つの国にとって、これ以上に深刻な問題があるでしょうか。この事実を真剣に受け止め、実効力のある対策を講じている政治家や官僚がどれほどいるでしょうか。私の知る限りにおいては、ひとりとしておりません。

また、少子化に拍車をかけるように、不妊が問題になっています。推定47万組以上の夫婦が不妊治療を受けているといわれ、新生児の20人に1人は人工授精によって生まれているのです。つまり、日本人は、徐々に徐々に子供ができない体になっている。これは夫婦の間に子供ができないという個人的な問題を超え、国全体の問題です。

一方で、日本の医療費は高騰を続け、今現在、年間41・5兆円です。これが2020年には47兆円にまで膨れ上がると予想されています。呑気に東京オリンピックなどやっている場合ではないのです。人口減少は進むのに、医療費の高騰は止まるところを知らず、2025年には60兆円を超えるのではないかといわれています。

もともと丈夫で、柔軟かつ敏捷な体を誇った日本人が、どうしてこのような事態となってしまったのか。ちなみに絶滅危惧人種の第2位はウクライナで、第3位はボスニア＝ヘルツェゴビナです。両国は不幸にも長く内戦が続いていて、国民同士が殺し合っています。絶滅危惧の上位になるのも無理からぬことかもしれません。しかし第1位の日本は内戦もなく、しかも絶滅危惧要因の中に福島原発事故による放射能の影響は含まれていません。では何ゆえ日本が絶滅危惧人種のトップなのか。原因はどこにあるのか。

私は、食べもの、食事内容以外に考えつきません。ここまで日本人を追い込んだのはいったい誰なのか。それによって利益を得るのは誰なのか。その答えを出すのは本書の目的ではありません。それは、読者の方々がそれぞれに答えを導き出すべきでしょう。

私たちは、食べることなしに生きることはできません。だからこそ食料は基本的に自国で賄わなければならない。他国とどのような関係性を構築していようとも、食料生産を他国に依存してはいけないのです。今の日本は自国の食料生産だけでは、国民を養えないというていたらくで、同時に、守るべき食文化や大切にすべき食習慣も蔑ろになってしまいました。それはが、そのまま国民の健康度に反映されています。

国民の健康に関して問題が山積みの日本ですが、介護もその一つです。高齢者が高齢者の介護にあたる「老々介護」が増え、介護のために離職しなければならない人の数も増えています。介護から解放された時に戻る職場がなく、貧困に陥る人が増えているのです。日本人の平均寿命は延びているのですが、そのため高齢化率も上がり、すでに人口の25％以上が65歳以上という「超高齢化」社会になっています。認知症患者数も世界一で、６００万人近くいると推定されており、２０２５年には７００万人を突破するとされ、それは65歳以上の高齢者のうち５人に１人が認知症ということです。加えて深刻さを増しているのが認知症予備軍とされる「軽度認知障害（ＭＣＩ）」の方が４００万人ほどもいると推定されていることです。「老々介護」が、認知症の方が認知症の方を介護する「認々介護」になるのは、それほど遠い日ではないということでしょう。

もはやこの状況から完全に逃れる手段ないといっていいでしょう。しかし、少しでも状況の悪化を食い止めなければなりません。そのために私たちは、自分たちの食習慣をもう一度見直し、改めるべきは改めて、次の一歩を踏み出さなければならないと思うのです。何の努力もせずにツケを、次の世代に押し付けるのは大罪です。

すべての健康問題を解決する端緒は、食事しかありません。

この本に書かれていることを真剣に捉えていただきたいと願い、あらためて、この本を世に問いたいと思います。

【主な参考文献】

『普通の家族がいちばん怖い』岩村暢子（新潮社）
『医者も知らない亜麻仁油パワー』ドラルド・ラディン、
クララ・フェリックス　今村光一・訳（中央アート出版社）
『危ない食卓』フェリシティ・ローレンス　矢野真千子・訳
（河出書房新社）
『病気がイヤなら「油」を変えなさい』山田豊文（河出書房新社）
『脳を育てる食べもの』エヴァ・カンポ（創元社）
『動的平衡　生命はなぜそこに宿るのか』福岡伸一（木楽舎）
『ヘルシーな加工食品はかなりヤバい』マイケル・ポーラン（青志社）
『野菜が壊れる』新留勝行（新潮社新書）
『子供の脳が危ない』福島 章（PHP新書）
『食べ物を変えれば脳が変わる』生田 哲（PHP新書）
『危険な油が病気を起こしてる』ジョン・フィネガン　今村光一・訳
（中央アート出版）
『短命の食事 長寿の食事』丸元淑生　（ワニブックス【PLUS】新書）
『医者も知らない酵素の力』エドワード・ハウエル　今村光一・訳
（中央アート出版社）
『フィット・フォー・ライフ』ハーヴィー・ダイアモンド、
マリリン・ダイアモンド　松田麻美子・訳　（グスコー出版）
『病気にならない生き方』新谷弘実（サンマーク出版）
『五訂増補日本食品標準成分表』（東京書籍）
『最新栄養学』五十嵐脩・監修（実務出版）

じつは体に悪い19の食習慣［改訂版］

著者　南　清貴

2018年1月10日　初版発行
2018年2月10日　2版発行

南　清貴（みなみ・きよたか）
1952年生まれ。フードプロデューサー。一般社団法人日本オーガニックレストラン協会（略称JORA）代表理事。舞台演出の勉強の一環として整体を学んだことをきっかけに、からだと食の関係の重要さに気付き、栄養学を徹底的に学ぶ。95～2005年までレストラン「キヨズキッチン」を経営。最新の栄養学を料理の中心に据え、自然食やマクロビオティックとは一線を画した創作料理を考案・提供し、業界やマスコミからも注目を浴びる。現在JORAにおいて、「家庭料理のシステム化」を普及するため、全国でセミナー・講座を開催中。『「食」は最も重要な自分への投資だ』という考えのもと、最適（オプティマル）な食事のあり方を啓蒙している。2011年に「農」に密着した活動を行うべく、岐阜県大垣市に転居。著書に『「安い食べ物」には何かがある』（三笠書房）、『じつは危ない野菜』『じつは怖い外食』『じつは危ない食べ物』（いずれもワニブックス【PLUS】新書）ほか

発行者　佐藤俊彦
発行所　株式会社ワニ・プラス
〒150-8482
東京都渋谷区恵比寿4-4-9　えびす大黒ビル7F
電話　03-5449-2171（編集）
発売元　株式会社ワニブックス
〒150-8482
東京都渋谷区恵比寿4-4-9　えびす大黒ビル
電話　03-5449-2711（代表）
編集協力　エアリーライム
装丁　橘田浩志（アティック）
柏原宗績
DTP　平林弘子
印刷・製本所　大日本印刷株式会社

ISBN 978-4-8470-6123-3
ワニブックスHP　https://www.wani.co.jp